1週跳3天,2週瘦1圈!

驚人の 燃脂跳繩 減肥操

U0079307

獨家跳瘦**2**大關鍵,

1天**3**分鐘,身材小**1**號!

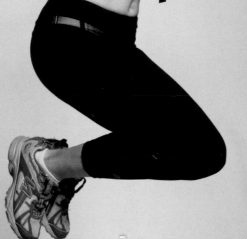

減重名醫 **呂紹達** 著

利用健康、有效的「跳繩」運動，贏回自己的最佳狀態！

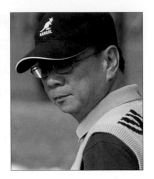

多年前我和呂醫師在一場醫師公會的聚會上認識，兩人一見如故，相談甚歡，呂醫師更教我一套「毛巾操」，並互相分享健康觀念。平時我雖有打高爾夫球的習慣，但一些痠痛問題仍然無解，沒想到經過那天的毛巾操練習，不僅短時間內就讓我汗流浹背，而且還確實拉伸到平時很少用到的肌肉群，**可說是「直達疼痛要害」**，讓身體完全舒展開來，比打高爾夫球更有效果！

當時我自恃還年輕，沒有乖乖每天做毛巾操。有一次呂醫師到聯電開課教同仁做毛巾操，還特地到我辦公室來給我臨時抽考，幸好我還做得有模有樣，得以過關。

呂醫師所推廣的「毛巾操」不僅是他個人的保養健康之道，更適合像我這樣忙碌的科技人，由於每天都生活在高壓之下，更容易忽略健康，所以，這樣隨時拉一拉毛巾就能促進血液循環、強健筋骨的運動，對我們來說，真是省時又有效的健康好幫手。

呂醫師著作的《驚人的燃脂跳繩減肥操》一書，**將我們從小就會的跳繩運動融入「燃燒脂肪」的概念**，同時矯正大家對於瘦身運動的誤解，更結合了毛巾操的伸展動作，讓「瘦身」更加有效率，同時避免運動傷害，因此我非常樂意推薦此書給大家，也期待早日開始將自己的健康提升到更佳狀態！

聯電榮譽副董事長

「跳繩」有效預防心血管疾病，還能瘦身美體！

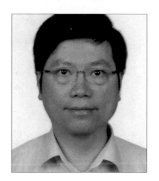

身為具三十多年臨床經驗的心臟外科主任，我深深感受到現代人因飲食習慣、不當作息而造成的肥胖、膽固醇過高、心血管疾病⋯⋯等種種問題實在嚴重；而且，在問診記錄中，「保有運動習慣」的人實在是非常的少。事實上，想要讓身體維持在健康、美好的狀態，就應該時刻保有「預防勝於治療」的觀念，而**「正確的運動」就是能讓血液在通順的路徑上行進、使體內循環正常健康的最有效方法**，因為「只要血管暢通，身體自然就通」！

本書作者呂紹達醫師是我的老同事，多年來，他極力提倡瘦身運動，而且，從過往的「毛巾」到現在的「跳繩」，都是非常好的輔具。尤其，**「跳繩運動」在彈跳的過程中會刺激血管有效收放、幫助提升肌耐力，不但可以減重，還對預防心血管疾病相當有助益**。不過，我也要特別提醒，如果是高血壓、心臟病的患者，那就要注意避免太過劇烈的彈跳運動，應該從輕量的動作開始進入學習。

從呂醫師的書中，我總能看到他所提出的精闢見解，並詳實說明正確的健康概念，這對讀者來說，不僅能有助建立正確的運動態度，也能從中學習到利用「最簡便的道具、最經濟的方式、最容易的方法」，來達到「運動健身、美體瘦身」的效果，真的非常值得大家一同身體力行，一起加油！

長庚紀念醫院林口總院心臟外科教授兼科主任　林萍章

「跳繩」你我都能做，
輕鬆減重又健康！

呂醫師是「世光教養院」的董事，我在與他相處的過程中得知，呂醫師也積極參與新竹地區各社福中心的活動及山區義診，他真是一位非常熱誠且具有愛心的好醫師。

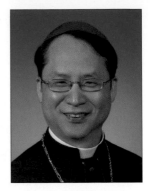

尤其，最令我感到印象深刻的是，平時他除了忙於繁重的看診醫療工作之外，仍致力推廣安全健康的毛巾操運動，每每有人詢問他有關瘦身、疲勞痠痛…等問題時，我總見到他耐心的教導大家利用簡單的動作，來增進身體的保養與健康。

呂醫師出書《驚人的燃脂跳繩減肥操》前夕，接到他的邀約寫序，本人除了備感榮幸外，我更誠心祝福廣大讀者們能受惠於呂醫師的跳繩減肥操，進而達到「**體況健康、體態勻稱及體重合宜**」的狀態。因為，這是一本兼具醫學知識和健康運動的美體瘦身書，從裡到外均精闢剖析身體肥胖與文明病的症源，並詳述跳繩運動有益身體的好處，尤其這是一項入門容易、簡單學習、更是你我從小都會的運動；**相信這絕對是一本在手，永遠受用的好書！**

天主教台灣新竹區主教

李克勉

跟著呂醫師，
一起跳出健康與美麗！

其實，我從小時候就不會跳繩。

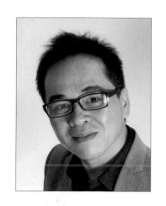

是的，就如同外界對「一般教授」或從事高科技研發人的印象一樣，我們往往從小強調「智育」，長大疏忽「體育」，年老不得已就只能依靠「治癒」——這樣的情況，許多人通常自己並不會注意到，但一遇到病痛，又或者當必須要面對「如何教育自己孩子有關運動與健康的課題」時，就是一個問題。

所以，呂醫師這本《驚人的燃脂跳繩減肥操》，讓我看到不一樣的可能。不僅為減重，而是隨時隨地就可展開的輕鬆又有效率的運動，讓我開始想與孩子們一起跳繩。

是的，如果我們一起跳，那該有多好！

不過，想，是不夠的。**今天，就讓我們循序漸進、持之以恆的跟著呂醫師的指導，一起跳、一直跳、一路跳；跳出健康、跳出歡樂、更跳出跟孩子們一輩子的記憶、歡樂和相聚吧！**

國立交通大學傳播與科技學系教授 /
台灣智慧生活科技促進協會理事長 / 众社會企業創辦人

林崇偉

從「毛巾」到「跳繩」，成功瘦身更健康！

2014年，我的「毛巾操」叢書系列已經來到第5本，而且還集結了99個動作操式，真可說是一本「毛巾操大全」！而當時我就在想，除了毛巾操，還能給讀者什麼新的「有效減肥運動」？

後來，鑒於減重門診裡的病患常常是**「脂肪多、肌肉少」**的問題，讓我回憶起過去小學、初中上課前，老師都會拿跳繩叫我們跳一跳，甚至還列入體育科目必考項目的情景。而當時儘管是升學壓力沉重的聯考年代，但我們每天念書也不覺得疲憊，而且大家都不胖也不瘦、每天活力充沛，所以，便引發我開始深入研究「跳繩」的興趣。

這一鑽研下來，我不僅發現「跳繩」的確有助於瘦身，**更居然是「燃脂率居冠」的減肥運動！**也因此，除了大家熟知的「定點雙腳跳」外，我開始收集不同跳法，並再加以歸納整理之後，將之分為「雙腳左右跳」、「曲

膝高跳躍、「單腳交替跳」、「大步跨腳跳」、「交叉Ｘ腿跳」、「三角式踢跳」、「踮腳著地跳」等8種，目的在於更有系統的讓大家能針對「想瘦的部位」來進行「燃脂跳繩」運動！換句話說，**只要一條跳繩，不但可以「讓胖子變瘦」，還能同時加強大家最在意、最鬆弛的腰、腹、臀、腿等部位的雕塑。**

尤其，我特別想提出的一點是，由於用來跳繩的繩子多半是不具彈性的塑膠或尼龍材質，所以，跟毛巾一樣，很適合用來當做「伸展操」的輔具，因為藉由對繩子拉扯時所產生的力量，不但可以拉伸到全身肌肉，還能帶動按摩體內臟器、加速血液循環、提升新陳代謝。所以，**我建議跳繩之後一定要做伸展運動，這樣不但能幫助舒緩肌肉，還能促進有效燃燒脂肪長達6小時以上。**

藉由本書《驚人的燃脂跳繩減肥操》的出版，我希望能重新喚起這項「適合全齡、不限時地」的瘦身運動，更希望大家可以在安全、愉悅的心情下，用最簡單、最有效率的方式，獲得身心健康、重拾完美體態！

呂紹達內科醫學診所院長

呂紹達

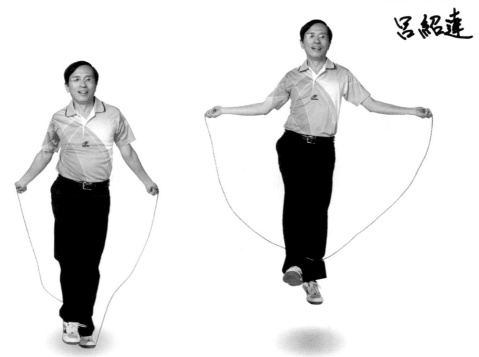

CONTENTS

Before Start　齊聲按讚
你一定要知道的「**跳繩燃脂力**」驚人見證！
從明星到素人都見效，跳一跳就瘦了！

Part 1　自我檢視
想要瘦，就是要**燃燒脂肪**！
肉鬆浮腫、小腹突出、體重過重，都是脂肪太多惹的禍！

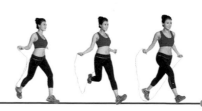

Part 2　跳繩甩油
「跳繩減肥」最全面！
關鍵一跳，腰・腹・臀・腿全瘦到，效果比跑步更快！

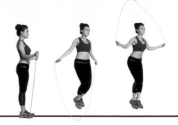

Part 3　基礎燃脂
「跳繩減肥」讓你瘦！
1週3天、1次3分鐘跳繩減肥，徹底殲滅陳年脂肪！

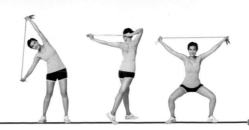

Part 4　進階體雕
「跳繩減肥」緊實雕塑！
「跳繩當輔具」做操精雕，完美S身形輕鬆養成！

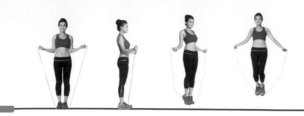

Part 5　循環訓練
「跳繩減肥」緊瘦懶人包！
先跳繩再做伸展操，隨時隨地燃燒脂肪！

・由連續不同強弱動作組成，能健美全身不同部位肌群！

・每週3天「跳繩間歇循環訓練」，有感瘦1圈！

・超彈性！根據個人體能、時間，啟動訓練計畫！

基礎篇 1週3天的**10分鐘懶人訓練**！

進階篇 1週3天的**10分鐘懶人訓練**！

基礎篇 1週2天的**30分鐘速瘦訓練**！

進階篇 1週2天的**30分鐘速瘦訓練**！

基礎篇 1週1天的**60分鐘增肌訓練**！

進階篇 1週1天的**60分鐘增肌訓練**！

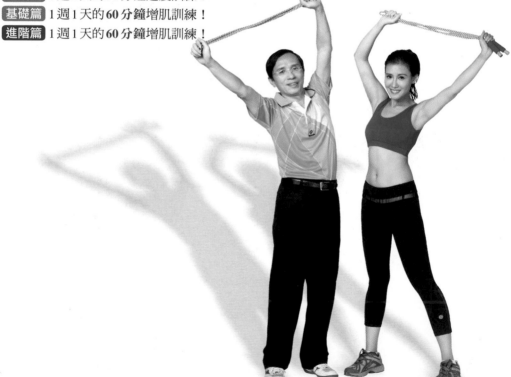

你一定要知道的
「跳繩燃脂力」驚人見證！
從明星到素人都見效，跳一跳就瘦了！

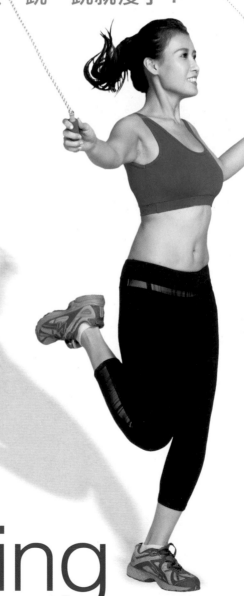

Jumping

韓流天團 Super Junior
──厲旭

每天跳繩 1000 下，8 個月減肥 22 公斤！

跳繩減重：**80** 公斤 → **58** 公斤

韓國天團 Super Junior 的美聲代表厲旭，在節目中公開表示自己曾是 80 公斤的胖子，並提到以前因為太胖，所以當親戚都聚在一起吃大餐，他的父親竟要求他不能再吃了。接著厲旭委屈的表示：「我想吃燉排骨，爸爸卻不讓我吃，所以非常傷心。」

儘管厲旭從小就有好歌喉，但當時臃腫的外型讓經紀人看了直搖頭，向他嗆聲：「減肥後再回來找我！」為實現明星夢，厲旭下定決心要減肥。他靠著連續兩年，**每天跳繩 1000 下**，加上晚餐只吃蔬菜，**8 個月後減去了 22 公斤**，讓他成功蛻變成現在的清瘦樣貌，才終於完成夢想，成功當上藝人。

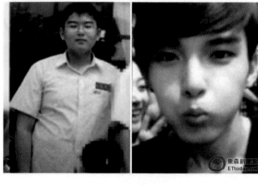

Super Junior 厲旭

▲ 厲旭為圓星夢，每天跳繩 1000 下。（圖／翻攝網路）

Super Junior 中的美聲代表厲旭，儘管從小就有好歌喉，但學生時代 80 公斤的外型讓經紀人看了直搖頭，嗆聲：「減肥後再回來找我！」厲旭後來下定決心要減肥，每天跳繩 1000 下，加上晚餐只吃蔬菜，8 個月後減去了 22 公斤，才終於完成夢想，成功當上藝人。

▲ 報導畫面截自／ETtoday 東森新聞雲網站
http://www.ettoday.net/news/20140125/318584.htm

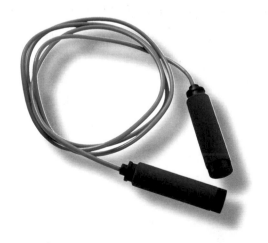

呂醫師門診實證
——32 歲 OL 蔡如雅

每天跳繩 10 分鐘，7 個月減肥 11 公斤！

跳繩減重：**78**公斤 → **67**公斤

我的職業是會計，經常久坐辦公室，加上同事喜歡團購零食，快樂地吃吃喝喝之下，腰腹也被我餵養得越來越大，下肢水腫嚴重，使得我看起來又胖又老成。

經朋友介紹，我來到呂醫師診所，一開始呂院長教我做毛巾操並調整飲食習慣，很快我就瘦了一圈，但因覺得自己減肥成功，加上惰性發作，又回到以前吃吃喝喝的習慣，「不小心」又胖了。

直到去年 6 月我重新回到診所減重，於是呂院長給了我一個簡單的任務—— **1 週 3 天跳繩 10 分鐘**；我心想這 10 分鐘簡單，於是就著手挑戰。**剛開始跳完，感到手痠腳痠、呼吸急促，但可以感覺全身都流汗發熱，脂肪有感燃燒！**我建議平常沒有運動習慣的人，最好是慢慢進行肌力運動，增加肌肉量，能更確實執行跳繩。

平常你我大多都在辦公桌前活動，僅次於手指頭在鍵盤上跳舞著，現今呂醫生給了一個簡單的任務，的確可以活絡血液循環，刺激脂肪代謝，是一個很簡單又好執行的運動。

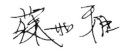

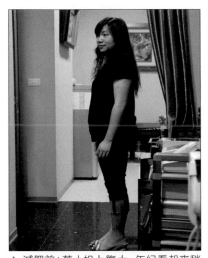

▲ 減肥前：蔡小姐上腹大，年紀看起來稍長，沒精神。

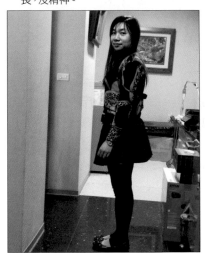

▲ 減肥後：蔡小姐全身瘦得勻稱，精神看起來很好。

呂醫師門診實證──
40 歲家管 劉幸雅

每週跳 4 天，6 個月減肥 5.2 公斤！

跳繩減重：**55.6** 公斤 → **50.4** 公斤

我因為透過呂紹達醫師而去做跳繩運動，來幫助燃燒較多的脂肪。對我來說「**減肥就是減脂**」，相對運動減肥效果不快但較科學，這是我對運動減肥的基本認知。

我在做「燃脂跳繩減肥操」時，會特別注意熱身運動，如活動肩、手、腰及腳踝等。在跳繩前不可大量飲水，也不要在飯前或飯後 1 小時內做，以免腸胃不適。

通常我運動都在下午 3 至晚上 8 點鐘做，每週不低於 4 次也不超過 6 次，每次跳繩時間為 30 至 60 分鐘內，氣溫較低時尤為適宜，跳繩 10 分鐘與慢跑 3 分鐘或跳舞 20 分鐘，所燃燒的熱量相差無幾。

跳繩真是「耗時少，效能大」的燃脂運動──我想這是因為連續性的跳動，主要燃燒能源是脂肪而不是醣類，所以**持續性的運動，才是減重的關鍵。**希望大家也能一起嘗試，順利變瘦、變美、變健康！

劉幸雅

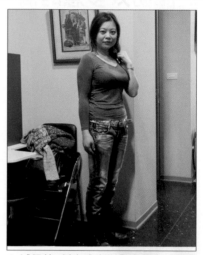

▲ 減肥前：劉幸雅小姐全身贅肉明顯鬆垮、不緊實。

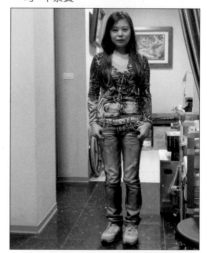

▲ 減肥後：劉小姐不僅腰腹變瘦，身材曲線更窈窕。

想要瘦，就是要**燃燒脂肪**！

肉鬆浮腫、小腹突出、體重過重，
都是脂肪太多惹的禍！

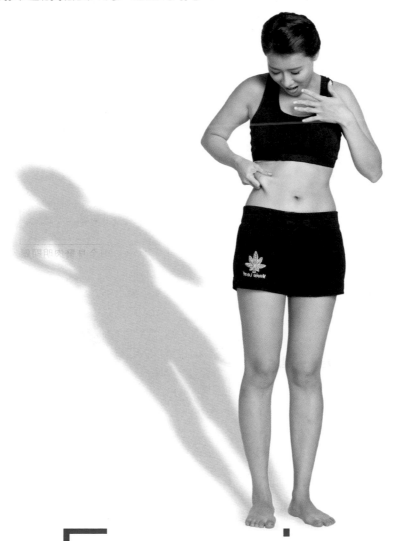

Examine

數字會說話，算算你全身藏了多少「肥油」？

在我執業至今近30年，前來看肥胖問題的人越來越多，本院也因此開了「減重門診」才足夠提供診療。當然，絕大部分患者都是一眼就看出體重過重。不過，我更要提醒**體重正常，但體脂肪偏高的人**，根據衛福部統計，國人上班族2人就有1人體脂肪率超標，若不立即「減油」，隨著年紀、作息不良，很快會演變成慢性病、痛風、代謝症候群，體型也會越來越胖！下列有3項減重門診都在用的「肥胖指標」——經常自我測驗，以便隨時掌握體內的肥油是不是拉警報！

❶ 體脂肪率 → 測量全身脂肪的占比！

「體脂肪率」是指身體成分中，脂肪組織所占的比率；現在醫學上評估肥胖不再只關心「公斤數字」，而是用脂肪占體重的百分比來檢視，是否有過胖、過瘦的情況。一般來說，男生體脂率正常在10%～20%；女生在20%～30%之間。

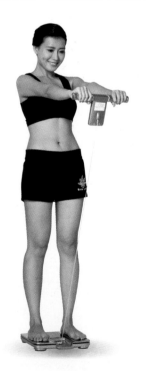

「體脂計」正確測量法

❶ 選擇1台專屬的體脂計，最好同時有「腳部和手握的接觸點」，比較可以了解體組成的狀況。

❷ 每週固定1天，建議睡前測量體脂。因為睡前3小時不會吃東西，且身體中的水分變化較穩定，數據較準確。

❸ 固定量測時間並確實記錄，以便後續的追蹤管理，隨時控管體內脂肪變化。

[體脂肪 VS. 肥胖狀態對照表]

體脂肪	標準		肥胖
男生♂	18～30 歲	31 歲以上	25%↑
	10%～20%	14%～23%	
女生♀	18～30 歲	31 歲以上	30%↑
	20%～30%	20%～27%	

② 內臟脂肪 → 測量腰腹脂肪的占比！

「內臟脂肪」是很容易被忽略的壞油，但也相對容易減掉。利用捏捏肚子肉，可分辨自己肚子大是屬於「內臟肥胖」或「皮下脂肪」類型。**如果能捏起肥肉超過4公分**，表示腹內囤積屬「皮下脂肪」；相反的，如果腰圍大、但捏不出肥肉，就屬「內臟型肥胖」，是慢性病的高危險群。

「內臟脂肪」正確測量法

❶ 輕鬆站立，微挺出腹部。
❷ 試著捏起肚臍旁邊的皮肉。
❸ 檢視捏起的厚度有沒有超出4公分。

[內臟脂肪 VS. 肥胖狀態檢查圖]

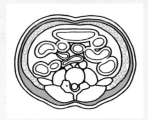 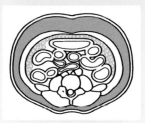 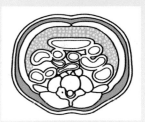

A. 標準族群
捏不出肚肉 ≤ 4 公分腰腹平坦，腰圍標準。

B. 皮下脂肪肥胖
捏出肚肉 > 4 公分腰圍超標。

C. 內臟脂肪肥胖
捏不出肚肉 ≤ 4 公分腰圍超標，腰腹圓凸。

③ 腰臀比例 → 測量腰腹脂肪囤積程度！

「腰臀比」數值與健康密切相關，因為它反映出腹部脂肪的囤積程度，亦即「內臟型肥胖」的程度。醫界研究提出警告，**腰圍若比標準值每增加1公分，中風機率就增加2%**，需小心注意！

「腰臀圍」正確算法

腰臀比＝腰圍（吋）÷臀圍（吋）
例：女性腰圍30吋÷臀圍38吋＝0.78
▶▶▶ 對照右表結果，還算標準！

[腰臀比 VS. 肥胖狀態對照表]

腰臀比	女性	男性
標準	0.7 ～ 0.8	0.85 ～ 0.9
肥胖	> 0.85	> 0.95

STOP! ─ 拚命減肥還是胖，5 大瘦身陷阱，你中招了？

現在大家對健康議題很注重，也越來越多人在乎自己的身材和體重管理。相信你多少都有試過坊間五花八門的減肥方法，不論吃的、抹的，甚至埋線、抽脂、切胃等，只為了要瘦！

然而，**我在門診遇過無數人來找我「求救」，因為他們之前至少試過3、4種減肥法，總是瘦了又胖或根本瘦不下來。**以下是我整理減重門診，最常出現的減肥失敗例子提供參考：

❶ 運動過量 → 過度磨損關節筋骨，沒有確實燃燒脂肪！

很多人都有運動瘦身的習慣，但是為了達到更明顯的效果，都會加大自己的運動量，一天運動超過2小時，或是沒有暖身就開始做劇烈運動，不僅會傷害到關節、臟器外，**對於燃燒囤積的脂肪也沒有實質幫助。**尤其前陣子大家流行跑步、跳有氧舞，造成到門診看膝蓋損傷的病患增加3成，而體重也不見下降，真是得不償失。

❷ 極端節食 → 身體缺少營養素，反而不能幫助燃脂！

一提到減肥，大家都會想到「少吃多動」。但沒有計畫、一味亂節食，例如，一天只吃一顆蘋果、過午不食等，一開始雖然會瘦很快，但你會發現體重越來越難降，自以為遇到「停滯期」。

事實上，這是因為在節食過程中，為了穩定平衡身體運作，會從體內大量耗損營養素和肌肉，讓減肥速度變慢；另一方面，極端節食，會讓大腦誤以為身體遭受傷害，進而降低身體的機能，使基礎代謝率下降。

因此，**當你越吃越少，身體越不會消耗熱量，反而努力囤積備用。**甚至，一旦恢復飲食或多吃一點，還會變得更胖。

❸ 吃減肥藥 → 只是體重稍微減輕，脂肪仍占領體內！

　　減肥的人容易沒有耐心，總希望用最短的時間，用有效的方法將脂肪趕出體內，於是「減肥藥」成了不少人的選擇。

　　目前坊間的話題減肥藥「羅氏鮮」（Xenical），主要功能是抑制腸道對食物中的脂肪吸收，**並不是針對身體囤積的脂肪作用；且會造成腹瀉、拉油等情況，以達到「假象」的體重減輕**，並不會減掉體脂肪；如果長期食用還會造成「脂溶性維生素A、D、E、K」缺乏，妨礙多種生理機能。此外，這類減肥藥對碳水化合物、蛋白質等照樣吸收，只要繼續吃東西一樣會胖。

❹ 動刀抽脂 → 抽脂不等於減肥，復胖率高達 100%！

　　人體的體脂肪數量約20歲時定型，不會再增加。因此，20歲後變胖、變瘦大多是跟脂肪細胞體積大小有關，如果靠著節食或運動減肥方法，可以讓脂肪細胞的體積縮小，達到減肥的功效。

　　然而，近來流行的抽脂，雖然標榜可以讓脂肪細胞消失，但不等於減肥。因為抽脂只能針對局部脂肪，無法使全身體型均衡。每天繼續飲食，體重繼續增加，**沒有抽脂的部位，反而更容易積增脂肪，而抽脂的部位較不會變胖，使得身材比例變得非常奇怪！**

❺ 埋線針灸 →
暫時會抑制食慾，停針後食慾大開！

　　利用針灸、埋線於穴道，可以達到暫時抑制食慾的效果，通常醫師會再搭配一些抑制食慾的藥劑或是緩瀉藥物，讓患者可以在短時間內，因為少吃與緩瀉而看到體重減輕的效果。

　　但是，透過外力幫助抑制食慾的方法，一旦這些外在因子消失，食慾會一下子大開，甚至有補償心態吃更多，那麼體重當然也會跟著回升。我建議除了使用外來抑制食慾的方式之外，也得**搭配正確的運動和飲食習慣，才能真正做到減肥而不復胖。**

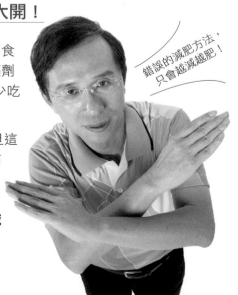

錯誤的減肥方法，只會越減越肥！

NOTICE!

真正有效的瘦身運動，要能燃脂又塑身！

　　坊間流行的瘦身運動各式各樣，但多數運動會被切分為「無氧運動」和「有氧運動」。事實上，若針對「減肥」，這兩類的運動都各有利弊，尤其在沒有專業人員指導下逕自動作，常常會造成鐵腿、關節炎，軟骨變形損壞等問題，只能感嘆錯誤的運動消不掉肥肉，再累也不會瘦！

做重量訓練 2 小時，不能確實燃燒脂肪！

　　根據衛福部統計，國人有運動習慣的人雖然還不夠多（3～4人中有1人），但的確有逐漸增加中。我身為減重醫師和運動愛好者感到高興之餘，也擔心很多人都是在網路自學流行的體操或肌肉訓練；或是礙於上班型態得當起「週休運動族」，利用休假日一次做超過2小時運動或高強度的重量訓練，殊不知太激烈、太密集的運動法，反而造成筋肉、關節骨頭磨損，增加不少復健科的生意之外，卻沒達到真正的減肥功效。

　　再者，重訓的動作都是靠身體肌肉中的能量釋放，可能一次的肌耐力訓練就把能量耗盡，因此，**長時間做高強度的重量訓練，身體會先利用肌肉中的「肝醣」作為「燃料」**，較能應付要快速伸縮的肌肉需要，並不能確實燃燒到脂肪。

拚命做有氧運動，做再久效果都一樣差！

　　另外，現在很多人喜歡跑步、做瑜伽、跳有氧操，以藉機達到減肥功效。但要注意，當你不斷重複鍛鍊，身體也漸漸習慣，反而操作上會變得更簡單容易，只需要一半的力量就能完成，燃燒的卡路里會變少；再加上長時間的有氧運動會使「腎上腺」產生壓力，跟我們日常生活上所產生的壓力一樣，**都會導致「皮質醇」分泌增加，此時就會使身體減緩「醣類」消耗的速度，並把能量以「脂肪」的模式儲存起來，**體脂肪當然就越來越難減！

肌力運動＋有氧運動，雙管齊下最有效！

也常有人問我：「每天做好幾十個伏地挺身和仰臥起坐，肚子為什麼還是很大？」減肥運動的關鍵不在「重複動多少次」，而是**「動作正確＋強弱交替」才是真正有效率的瘦身動作**。就如同上述，單做高強度的重量訓練或有氧運動，都不能百分百達到減肥燃脂的功能，唯有透過兩者相輔相成運用，才能直接消耗熱量減油成功。

燃燒脂肪，主要是靠肌肉吸收脂肪酸後，以「肌紅蛋白」、「線粒體」為媒介，消耗氧氣，分解為二氧化碳和水。

因此，我建議有效的燃脂運動應該**兼具「肌力訓練」及「有氧運動」**的特色，比如跳繩、做毛巾操，在適度彈跳或鬆緊伸展的過程中，可運用到全身肌群增加肌力表現；簡單地說，**就是要能增加肌肉量，幫助燃燒脂肪，塑造易瘦體質**；同時，透過伸展以達到**有氧運動的效果，幫助拉長肌肉線條，使身形緊緻有彈性**。

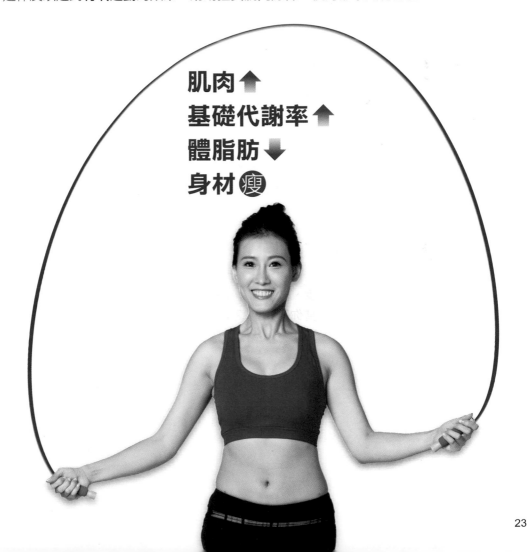

肌肉↑
基礎代謝率↑
體脂肪↓
身材 瘦

CAUTION！ 再不減肥，全身壞脂肪，慢性病、癌症難以倖免！

　　「脂肪」不全是壞東西，畢竟人體需要脂質來保護神經及內臟器官，以避免受到外力撞擊的傷害，並有助維持體溫。此外，我們必需的「脂溶性維生素」，也需要透過脂肪促進吸收。適量的脂肪可有助維持人體機能運作、荷爾蒙合成，但一旦過量，就會造成身體很大的負擔和危害，是引發多種疾病的主要誘因，真的要小心「胖死」！

身體越來越差，竟是體內壞油惹的禍，罹癌率高！

　　根據醫學研究，若體內有100克多餘脂肪，其中80克會存放在內臟和腸子，這是因為食物在腸胃消化，多餘的脂肪自然先在「消化道」積聚，變成「內臟脂肪」。而另外20克就會儲存在皮下為「皮下脂肪」。

　　而從我的主修「內科」方面觀察，過多的內臟脂肪會使「壞」的細胞激素（Cytokine）大量分泌，「好」的激素則逐漸減少；在惡性循環下，漸漸擾亂新陳代謝，使大量脂肪累積，造成更多「游離脂肪酸」進入血液，此時，**血液充滿了「脂肪酸」與「膽固醇」就會漸漸沉澱使血流緩慢**，血液凝滯度增加，氧化壓力就會提高，增加了動脈硬化及心血管疾病的風險。

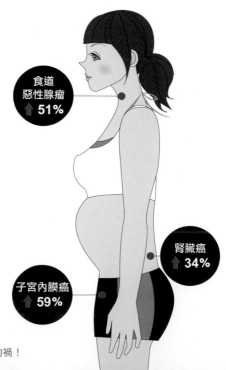

　　此外，更要關注的是，世界癌症基金會發布，**肥胖與「食道惡性腺瘤、胰臟癌、大腸癌、乳癌、子宮內膜癌、腎臟癌」等有密切關聯**；很可能是因為體內的脂肪會刺激人體多種荷爾蒙的增生，進而增加罹癌的機率！

　　研究顯示，當男人的BMI值超過健康標準後（25以上為肥胖，27以上很危險），食道惡性腺瘤的風險會增加52%，甲狀腺癌增加33%，大腸癌及腎臟癌增加24%。相同情況下，女人的子宮內膜癌與膽囊癌會增加59%，食道惡性腺瘤增加51%，腎臟癌則增加34%。雖然疾病有它無常的因素，但對於我們可以自主控制的體重真的要多關心，讓罹病率降到最低，生活品質提升更高。

食道惡性腺瘤 ↑ 51%

腎臟癌 ↑ 34%

子宮內膜癌 ↑ 59%

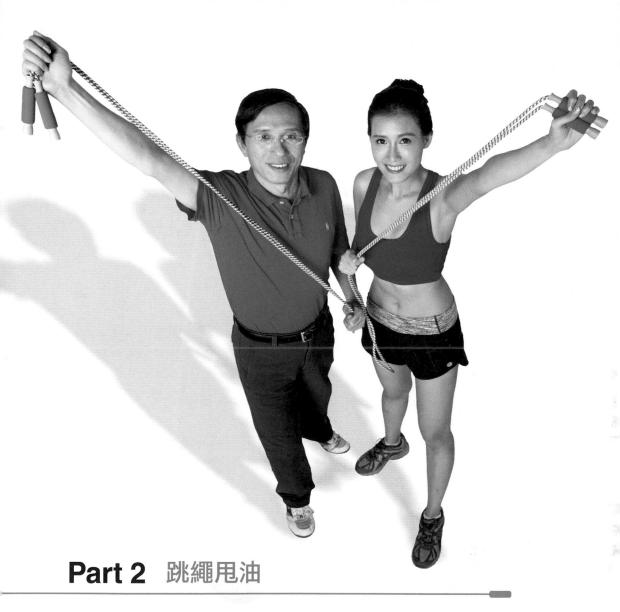

Part 2　跳繩甩油

「跳繩減肥」最全面！
關鍵一跳，腰・腹・臀・腿全瘦到，效果比跑步更快！

Lose Weight

跳繩減肥Ｃ／Ｐ值最高，3大原理燃脂最給力！

　　「到底，可以減肥的運動該怎麼做呢？」以前，我為減重者設計「毛巾瘦身操」，藉由毛巾輔助做伸展操，可借力使力纖瘦身材、矯正體態。然而，針對現代人「多脂肪、少肌肉」的身體組成，我同時建議做「跳繩運動」，它的3大原理經過科學與門診實證，能夠更快做到「增加肌肉量」、確實「減少體脂肪」，輕鬆變身「瘦體質」！如此高效率的減重功效，對減全身脂肪、增進代謝率、建造瘦肉組織都特別有用！

燃脂原理 ① 燃脂率最大 → 跳繩10分鐘＝跳30分鐘鄭多燕！

　　跳繩是屬於「低耗時高耗能」的運動，也就是在短時間內就能達到最大的熱量消耗，這是因為我們在跳躍的過程中，全身的肌肉都會緊張起來，並配合雙手的擺動，使全身都可以運動到，不但能夠快速燃燒體內脂肪，而且還會鍛鍊到手臂、臀部、以及腿部的肌肉。

　　根據英國學者研究，持續跳繩10分鐘，就等同跳有氧舞蹈30分鐘。此外，美國有氧運動專家指出，**利用跑步機快走1小時可消耗300卡左右，相較之下，只要跳繩10分鐘，就能消耗相同的熱量。**

呂醫師小常識

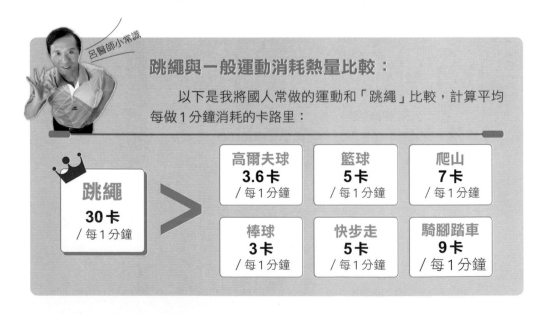

跳繩與一般運動消耗熱量比較：

　　以下是我將國人常做的運動和「跳繩」比較，計算平均每做1分鐘消耗的卡路里：

跳繩 30卡 / 每1分鐘	>	高爾夫球 3.6卡 / 每1分鐘	籃球 5卡 / 每1分鐘	爬山 7卡 / 每1分鐘
		棒球 3卡 / 每1分鐘	快步走 5卡 / 每1分鐘	騎腳踏車 9卡 / 每1分鐘

② 肌耐力最強 → 負重運動，訓練肌肉協調力！

我們在「跳繩」時，跳躍動作主要是**運用大腿肌肉的「等長收縮」、「離心」、「向心」3種作用力**，來訓練肌肉產生力量（見下圖）；此時，身體會產生抗衡阻力，我們稱為「負重」，可以訓練不同肌肉群在同時間的肌力與收縮速度，還可以增進不同肌肉的統合協調，讓你的跳躍動作更為協調，彈跳的效率更高。

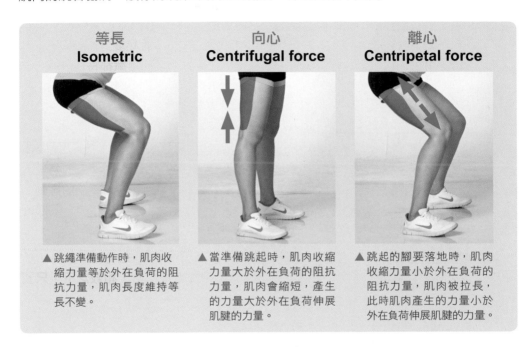

等長 Isometric	向心 Centrifugal force	離心 Centripetal force
▲ 跳繩準備動作時，肌肉收縮力量等於外在負荷的阻抗力量，肌肉長度維持等長不變。	▲ 當準備跳起時，肌肉收縮力量大於外在負荷的阻抗力量，肌肉會縮短，產生的力量大於外在負荷伸展肌腱的力量。	▲ 跳起的腳要落地時，肌肉收縮力量小於外在負荷的阻抗力量，肌肉被拉長，此時肌肉產生的力量小於外在負荷伸展肌腱的力量。

③ 雕塑力最好 → 不只是瘦，還能伸展肌肉雕塑曲線！

跳繩的繩子是屬於無彈性，和毛巾有異曲同工之妙，因此，除了拿來跳之外，也可以當作伸展輔具。

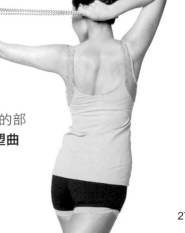

我們的肌肉是數千條纖維組成，當肌肉纖維變得又短又粗，又堆積太多乳酸、一氧化碳，就容易引起痠痛和肥胖。**借助繩子拉伸筋肉，針對想瘦的部位或全身，讓肌肉充分伸展，使線條拉長變細，有助雕塑曲線，還能使身形小1號。**

掌握「跳繩減肥」4要領，燃脂效果延長6小時！

　　我小時候上體育課的必考項目就有「跳繩」，幾乎是人人都會的運動，但是該怎麼跳才能「真正燃脂減肥，而且不會受傷」？我結合強度的跳繩和有氧伸展操，設計一套從「**暖身 → 跳繩 → 伸展 → 收操**」完整的減肥操，只要掌握4大要領，1週做3天，經過多位減重者實做，不僅身形都能如願變小，還能練出一身緊實線條！

 獨家要領 **跳前先暖身，啟動燃脂力！**

　　運動前的「暖身操」，藉由基本動作來活動胸、臀、腿、膝蓋、肩關節等部位，**使身體處於「預熱」的備戰狀態，可以增加血流量及攝氧量**，增加神經的傳導與反應性、高循環血流及攝氧量，以及減低關節僵硬度。這樣不僅能降低運動傷害，還可以**間接提升各部位的肌力訓練，並啟動燃脂力！**

 獨家要領 **3分鐘基礎跳繩，提高燃脂效率！**

　　我總是強調運動「有動、動對就好」，時間長短不是很重要！尤其跳繩屬中強度的運動，如果連續跳30分鐘以上，可能會造成心肺過度刺激而感到不適，所以，常令人打退堂鼓。因此，**我都建議初學者每週選3天跳繩3分鐘**，利用零碎時間正確運動，加上跳前暖身、跳後收操，既能累積卡路里消耗量，更能點燃肌群的燃脂力，持續提升血液循環和新陳代謝，**打造易瘦體質**，輕鬆做反而效果更好！

 獨家要領 **跳後做有氧伸展，持續甩脂6小時！**

　　大家都知道在運動當下，身體會消耗熱量。但研究指出，利用「高低強度間歇訓練」，也就是**3～5分鐘的高度運動後，休息伸展10～30秒**，如此循環數次，會持續燃燒熱量長達6小時以上，這就是「**後燃效應**」（after-burn effect）。這是因為高低強度間歇訓練會使體能達到極限，需要消耗更多卡路里來恢復身體機能。因此，**我強調跳繩3分鐘後再進行有氧伸展**，不僅符合高低強度間歇訓練，還會促進腎上腺素和生長激素分泌，幫助燃脂、使脂肪氧化。

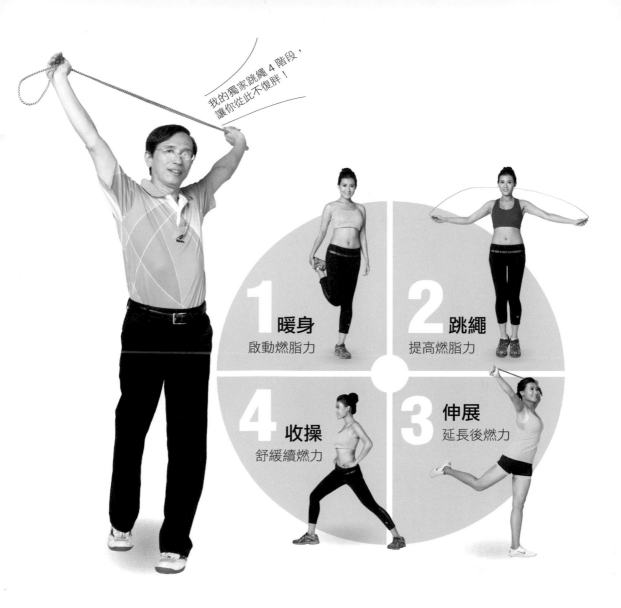

我的獨家跳繩4階段，讓你從此不復胖！

1 暖身
啟動燃脂力

2 跳繩
提高燃脂力

4 收操
舒緩續燃力

3 伸展
延長後燃力

獨家要領 ④ 下午3點到6點跳，效果最顯著！

人體生理週期有一定的規則，科學家很早就證實，一天當中最適合運動的時間為下午3點～6點，這時段不容易囤積碳水化合物，且燃燒脂肪效果加倍！這是因為，大腦皮層「下丘腦」的生理週期節律指揮，**身體體溫處於最高點，肌肉最暖和且最有彈性，反應最快，力氣最大**，人也最清醒，不易受傷，而脈搏跳動與血壓則最低。反之，每天晚上10點是內臟休息、修護的時間，避免高強度的跳繩動作，但可以利用繩子做簡單的伸展操（P67），幫助消除疲勞和排解毒素，讓隔天恢復活力。

GOOD!

不只瘦，跳繩減肥 4 優點，全面提升健康力！

　　我們都知道在生長期時多跳繩可以長高，是很多學童必備的體育項目。此外，近年來運動意識抬頭，越來越多人也開始注重跳繩的好處，不只能減肥，還能預防骨質疏鬆、增強心肺耐力、訓練平衡感、抑制貪吃慾望，甚至還能改善便秘！

健康優點

① 屬於負重運動，有效降低骨質疏鬆！

　　先前提到跳繩屬於「負重運動」，在彈跳時與地面的反衝力可以刺激骨質。研究發現，**每天做 50 次彈跳運動，就能達到增加骨密度、防止骨質疏鬆症的目的。**此外，單純跳動的運動也會增加生長激素的分泌，加速全身血液循環，促進身體新陳代謝，幫助礦物質及營養的吸收，都能有效提高骨質密度。

健康優點

② 跳繩動用四肢與軀幹，可訓練平衡感！

　　跳繩是利用「手甩繩、腳跳起」相互配合下完成的動作，**會用到四肢與全身協調性，所以可以訓練交感及副交感神經**（即自律神經）的控制能力。此外，跳起落地時，可以訓練平衡感，避免雙腳著陸時跌倒。

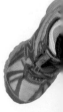

3

強度運動可抑制飢餓感，
防止貪吃慾！

日本早稻田大學研究發現，跳繩運動對於降低食慾、減少飢餓感比做其它運動的效果還要好。學者將跳繩與騎腳踏車相作比較，第一組以「每跳繩10分鐘就休息5分鐘」的形式重複3回，然後休息2小時。第二組以同樣形式操作，不過換成騎腳踏車運動；而第三組則完全不做運動。

實驗過後，結果發現「跳繩組」的人感到飢餓程度較低。研究人員表示，與騎腳踏車相比，**跳繩會讓關節與身體肌肉不斷接受到衝擊，對於減重、控制食慾效果較佳。**

4

彈跳運動可刺激
腸胃蠕動，改善便秘！

防治便秘最好的方法，就是利用跳繩運動振動內臟。**彈跳能刺激骨骼、肌肉，促進血液迴圈，還能加強淋巴系統的免疫功能，這對緩解便秘十分有效。**彈跳時，可以盡量加大腰和胯部的轉動，有助按摩腹腔的作用，加強內臟特別是腸胃的蠕動，促進營養的吸收和廢棄物的排出，對腸胃功能失常、消化不良引起的便秘，有特別明顯的療效。

選擇一條適合你的跳繩，動作更能得心應手！

　　跳繩運動的必備工具 —— 跳繩，大部分小朋友都有一條。但是針對成人選擇適合的跳繩，必需注意以下4個重點，才最實用，最能做好動作！

1 跳繩長度：依身高挑選繩子長度！

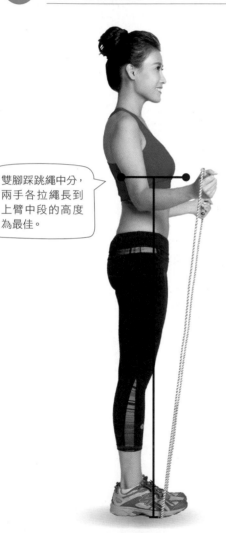

雙腳踩跳繩中分，兩手各拉繩長到上臂中段的高度為最佳。

　　選擇跳繩長度時，可以用雙腳踩住跳繩中點，握住把手沿身體兩側拉直，**繩長應該要可以拉到上臂中段的高度**，才不容易被絆倒，能確實執行動作。單人繩一般來說，身高介於100～139公分的兒童，需要213公分的繩長：140～179公分的人，適合244公分；180公分的人則適合使用274公分的跳繩。

2 握把大小：
選輕的握把，易於手握！

　　市面上的跳繩，握把大致分為「塑膠」、「泡棉」和「木製」3種。**塑膠製和泡棉製的握把較輕，適合在單人跳繩中使用。**木製握把因其在前端附有使繩子易轉動的金屬裝置或鋼珠，轉動更暢快，可以防止繩子在快速旋轉中打結或扭曲，因此較適用於雙人繩及團體的中、短繩。

❸ 繩子材質：繩體以實心塑膠最佳！

目前常見的跳繩材質有：「塑膠」、「尼龍繩」、「棉製」3大種類。一般來說，塑膠繩及尼龍繩彈性佳、迴旋時不易產生太大的彎曲，但仍以**實心塑膠繩較尼龍繩為佳**。而棉繩因為太軟，迴旋時相當吃力，容易疲勞，有些棉繩為了增加重量重心，會在繩子中央套上鐵絲線圈，這樣卻容易傷害地面，並不建議。

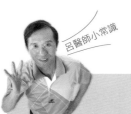

呂醫師小常識

常見 3 種跳繩材質優劣比一比：

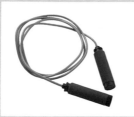
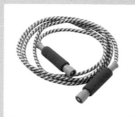
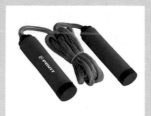

實心塑膠跳繩	尼龍跳繩	棉製跳繩
優 材質比較輕，彈性好，甩繩時不費力。	**優** 材質堅固，不容易磨損，比較耐使用。	**優** 棉繩速度較慢，易控制，打中身體較不會痛。
劣 在不平滑地面或木地板使用時，容易磨損繩子以及地板。	**劣** 尼龍繩的缺點是太軟，缺乏重心，旋轉不易。	**劣** 棉繩較重，運動時比較費力，容易痠痛或受傷。

❹ 跳繩重量：初學者用輕量跳繩就

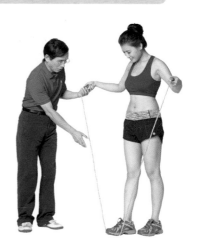

一般塑膠跳繩的重量大約只有100公克左右，拳擊手用的跳繩約300公克。重量差3倍，減重效果當然不同。

重的跳繩可以提升上半身的強度，但也容易疲累，我通常**建議初學者先使用重量輕的跳繩，大約介於100～200公克**，就易達到效果。

跳繩前，減肥者最常問我的跳繩減肥問題……

Q1

沒有運動經驗也可以跳繩嗎？

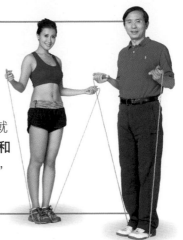

A：　當然可以！「跳躍」是人類的本能反應，沒有人不會跳繩的，只是一開始跟那條繩子不熟。從「基本上下跳」到「無繩跳繩」，只要反覆練習就可以學會。不常運動的人，可以按照此書練習；而**新手和高手在跳繩前都要做好「暖身動作」以策安全**（P36），就能輕鬆愉快地享受跳繩運動。

Q2

體重過重或膝蓋有舊傷，也可以跳繩嗎？

A：　有人說體重過重就不宜跳繩。我認為**可先從最基礎、小幅彈跳，或是選擇跑步跳**，這類跳繩方法對膝蓋的負荷不重；或者在彈跳起落時，**都採雙腳腳尖著地的方式**，可減緩對膝關節和腳踝的衝力。另外，膝蓋有舊傷的人就最好不要跳繩或劇烈跑步，以免舊傷再犯。

Q3

跳繩前，需要準備特殊的衣褲、鞋子嗎？

A：　只要選擇輕鬆、不要披披掛掛的衣褲即可。但鞋子我特別建議穿**「吸震功能良好的運動鞋」**，以減輕腳部著地時承受的撞擊力。

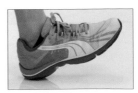

▶ 買鞋時，可試跳幾下，測試防震功能！

「**跳繩減肥**」讓你瘦！

1 週 3 天、1 次 3 分鐘跳繩減肥，
徹底殲滅陳年脂肪！

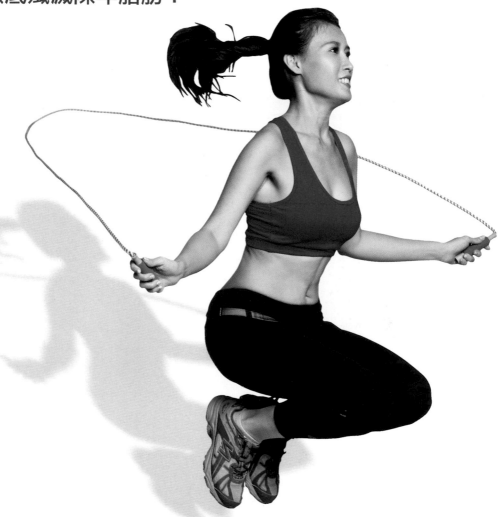

Burning Fat

跳繩前，一定要做的「全身暖身操」！

　　做任何運動前都要先「暖身」，特別是肩膀、手腕、膝蓋、腰部和腳踝等關節。將全身肌肉、關節開啟預備狀態，就像機器在運轉前都得先熱機，才能進入更強度的運動，尤其跳繩屬全身彈跳為主，沒有先做暖身，很容易造成肌肉拉扯、關節傷害。

暖身動作
01_

DVD

踮腳高舉手：上下拉伸全身關節

練習次數：每次維持10秒；重複做5次

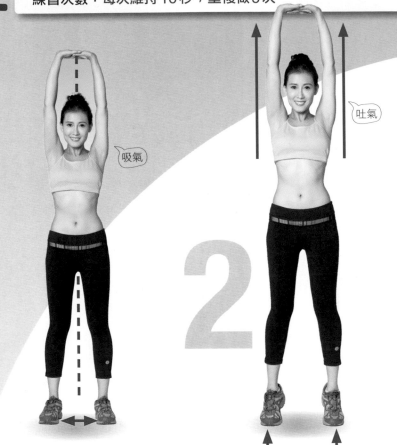

吸氣

吐氣

1 雙手互扣高舉

站立，雙腳打開與肩同寬，十指交扣手掌朝上，雙手向上伸高舉過頭。深吸氣。

2 雙腳腳尖踮起

慢吐氣，將腳尖踮起，感覺身體有一條線拉著，使身體不斷向上延伸，維持10秒鐘。

伸手左右彎：左右拉伸手・肩・腰背

練習次數：每次維持10秒；重複做5次

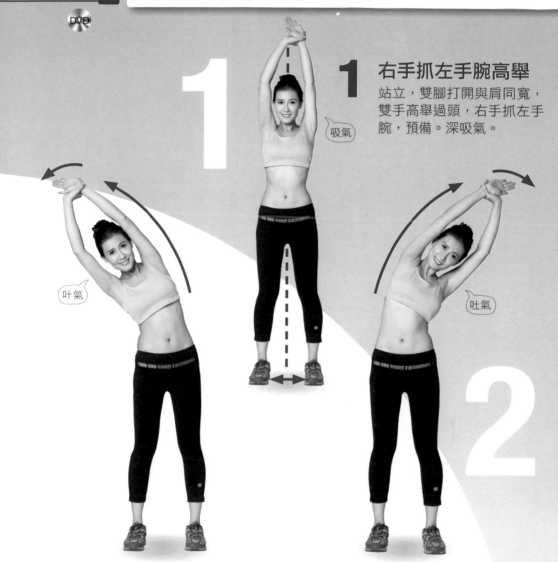

吸氣

吐氣　　吐氣

1 右手抓左手腕高舉

站立，雙腳打開與肩同寬，雙手高舉過頭，右手抓左手腕，預備。深吸氣。

2 帶動身體左右彎

慢吐氣，以右手力量帶動身體向右彎，骨盆保持不動並感受左側腰身伸展，維持10秒。回正，換左手抓右手腕向左彎，左右重複5次。

壓左右手臂：向內拉伸肩關節

練習次數：每次維持5秒；左右交替10次

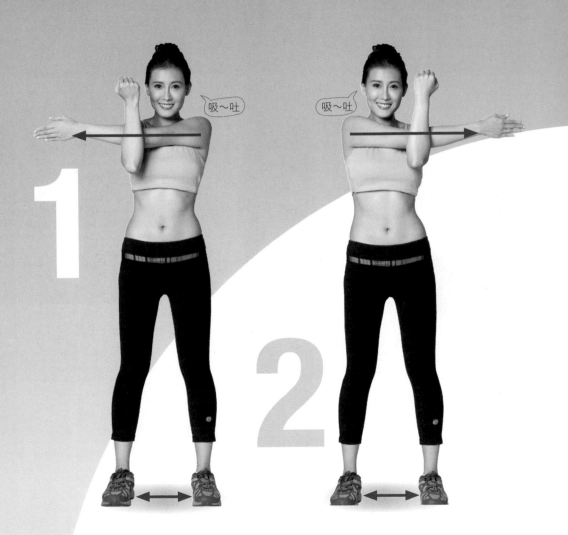

吸～吐

吸～吐

1 右手壓左上臂
站立，雙腳打開與肩同寬，左手
向右伸直貼胸，右手靠住左上臂
往內壓，維持5秒。

2 換手重複做
換手，將右手向左伸直貼胸，
左手靠住右上臂往內壓，維持5
秒。左右交替10次。

抬腳扭腳踝：**360 度轉動踝關節**

練習次數：左右腳各轉5次；重複5回

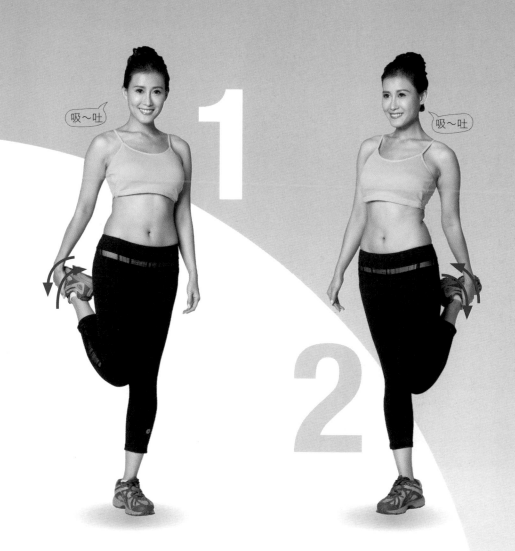

吸～吐

1

吸～吐

2

1 手抓右腳踝扭轉

雙腳併攏站立，右小腿向後抬
起，右手抓住腳踝，順時鐘扭轉
5次，再逆時鐘扭轉5次。

2 換扭轉左腳踝

換左小腿向後抬起，左手抓住腳
踝，順時鐘扭轉5次，再逆時鐘
扭轉5次。左右交替5回。

跳出健美瘦 6 TIPS
跳繩基本姿勢

練習次數：繩長‧握把姿勢‧站姿都對了再跳。

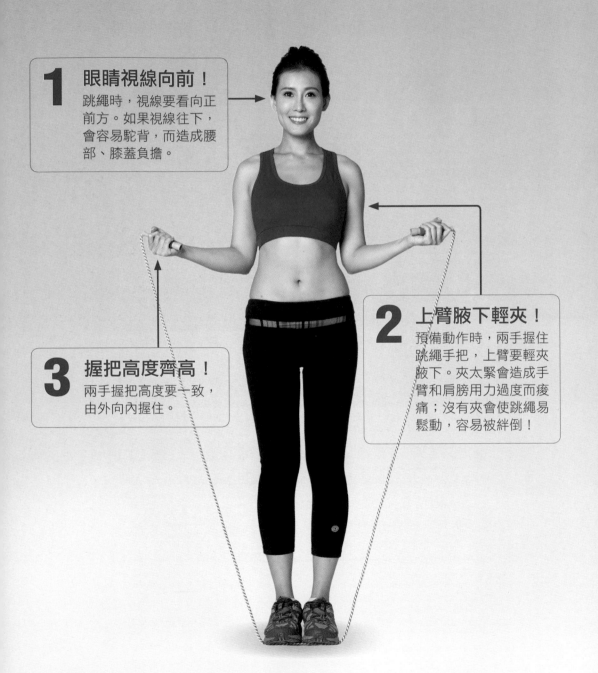

1 眼睛視線向前！
跳繩時，視線要看向正前方。如果視線往下，會容易駝背，而造成腰部、膝蓋負擔。

2 上臂腋下輕夾！
預備動作時，兩手握住跳繩手把，上臂要輕夾腋下。夾太緊會造成手臂和肩膀用力過度而痠痛；沒有夾會使跳繩易鬆動，容易被絆倒！

3 握把高度齊高！
兩手握把高度要一致，由外向內握住。

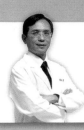

呂醫師這樣說：

繩長的選擇方法在 P32 已經提過，接著，在進入正式跳繩前，我先告訴大家正確的基本姿勢，以免用錯誤的跳法，反而造成運動傷害。

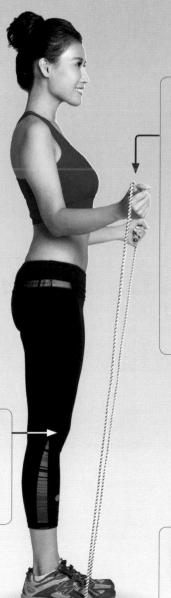

4 前臂比手肘高！

預備時，手持握把要緊拉繩子，使前臂高於手肘，以便迴旋時容易運用手腕力量甩繩。

POINT

手持握把時，大拇指和食指不要互扣或交疊，以免用力過度造成肩頸痠痛。

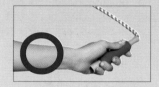

5 膝蓋不彎曲！

站立時，膝蓋要打直不能彎曲，以免重心不穩，容易在跳繩時跌倒。

6 腳尖踩繩！

將繩子中線踩在腳底前端 1/3 處，拉直繩子，有助掌握左右平衡

定點雙腳跳
燃燒全身脂

練習次數：至少60下 X 3回；每回中間休息30秒

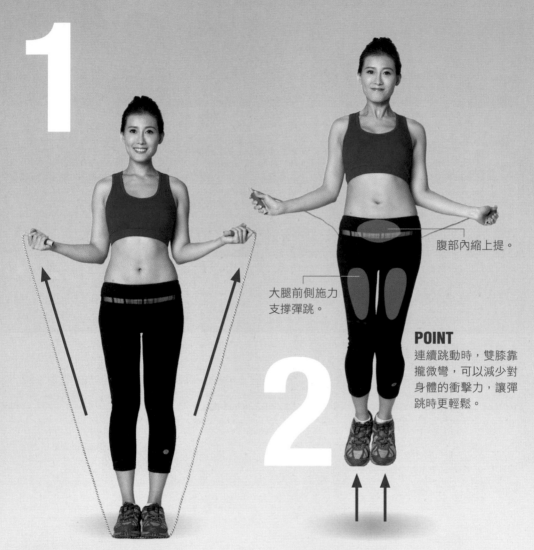

腹部內縮上提。

大腿前側施力
支撐彈跳。

POINT
連續跳動時，雙膝靠
攏微彎，可以減少對
身體的衝擊力，讓彈
跳時更輕鬆。

1 基本姿勢站定
雙腳站立，將跳繩中線踩在腳底
前端，雙手握住手把，手臂自然
垂放，保持繩子拉直。

2 雙腳跳起
利用手腕力量將繩子「由後往前
甩」，越過頭頂，雙腳跳起讓繩
子穿過腳底，不用太高，約跳起
5公分即可。

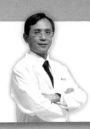

呂醫師這樣說：

在原地迴旋是基本的動作，最適合初學者實做。正確的「上下彈跳」可以活絡內臟，使全身血液循環變好，加速脂肪代謝。我建議大家一開始慢慢跳就好，1分鐘約跳60下，以免震盪過度反而受傷。

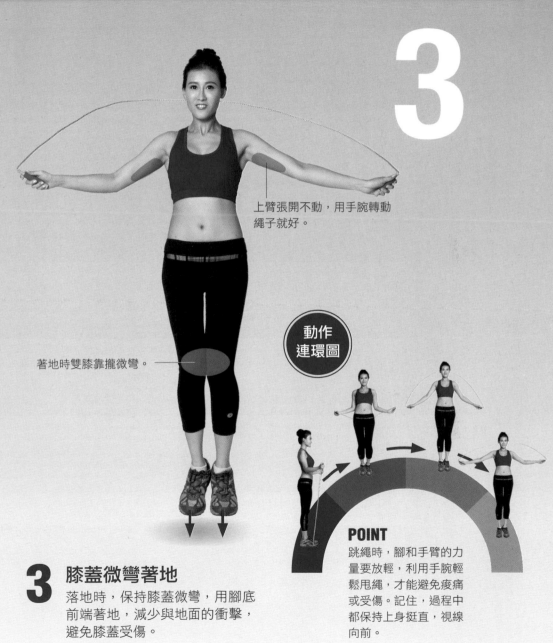

3

上臂張開不動，用手腕轉動繩子就好。

著地時雙膝靠攏微彎。

動作連環圖

3 膝蓋微彎著地

落地時，保持膝蓋微彎，用腳底前端著地，減少與地面的衝擊，避免膝蓋受傷。

POINT

跳繩時，腳和手臂的力量要放輕，利用手腕輕鬆甩繩，才能避免痠痛或受傷。記住，過程中都保持上身挺直，視線向前。

雙腳左右跳
速瘦側腰肉

練習次數：左右交替跳60下 X 3回；每回中間休息30秒

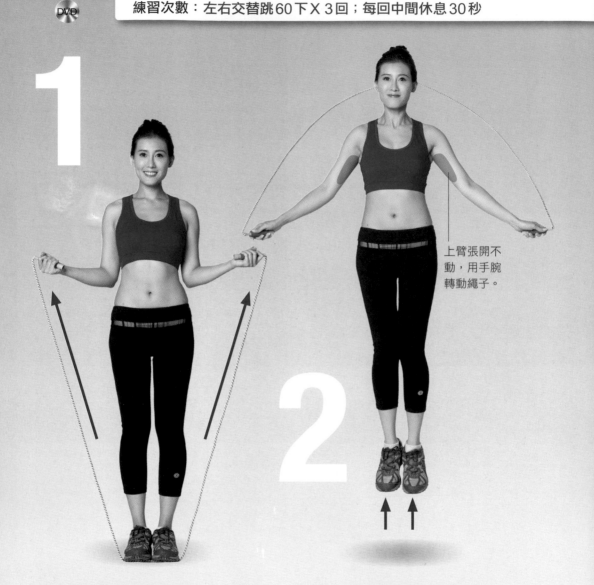

1

2

上臂張開不動，用手腕轉動繩子。

1 **基本姿勢站定**

雙腳站立，將跳繩中線踩在腳底前端，雙手握住手把，手臂自然垂放，保持繩子拉直。

2 **雙腳跳起**

利用手腕力量將繩子「由後往前甩」，越過頭頂，雙腳跳起讓繩子穿過腳底，不用太高，約跳起5公分即可。

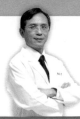

呂醫師這樣說：

跳繩左右跳，是運用腰部肌力和骨盆力量的擺動，帶動並協調身體動作。左右彈跳時，要將意識放在腰臀部位，以確實感受到側腰肌群扭動，能有效燃燒腰間肉，使腰身更纖細有曲線。

3

雙腳落偏左邊時，感覺右側腰被拉動。

雙腳落偏右邊時，感覺向左側腰被拉動。

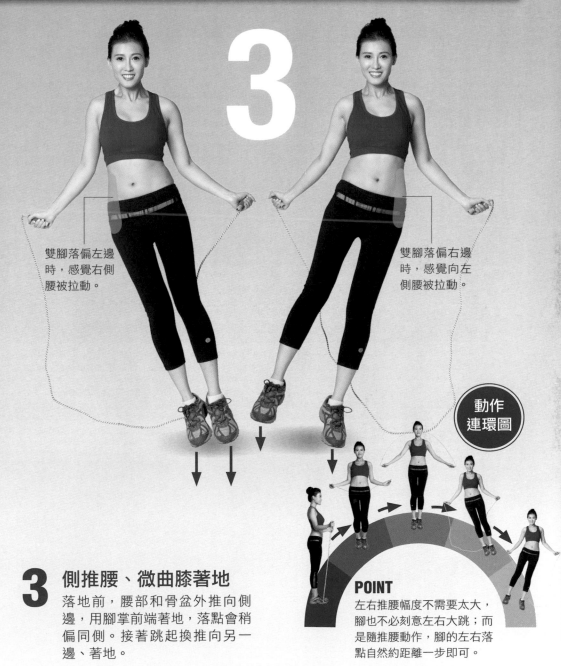

動作連環圖

3 側推腰、微曲膝著地

落地前，腰部和骨盆外推向側邊，用腳掌前端著地，落點會稍偏同側。接著跳起換推向另一邊、著地。

POINT
左右推腰幅度不需要太大，腳也不必刻意左右大跳；而是隨推腰動作，腳的左右落點自然約距離一步即可。

曲膝高跳躍
立現馬甲肌

練習次數：每分鐘跳60下 X 3回；每回中間休息30秒

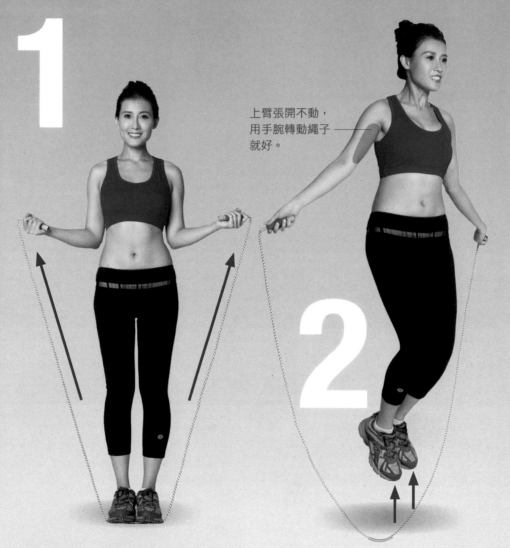

上臂張開不動，
用手腕轉動繩子
就好。

1 **基本姿勢站定**
雙腳站立，將跳繩中線踩在腳底
前端，雙手握住手把，手臂自然
垂放，保持繩子拉直。

2 **雙腳跳起**
利用手腕力量將繩子「由後往前
甩」，越過頭頂，雙腳跳起讓繩
子穿過腳底，不用太高，約跳起
5公分即可。

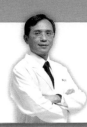

呂醫師這樣説：

腹部和下盤虛胖的人，可以多做「曲膝高跳躍」。跳起時運用腹部力量將下身抬高、小腿後彎，能刺激腹部贅肉緊實，燃燒多餘脂肪。一開始難度較高，可慢慢加強小腿後抬的幅度。

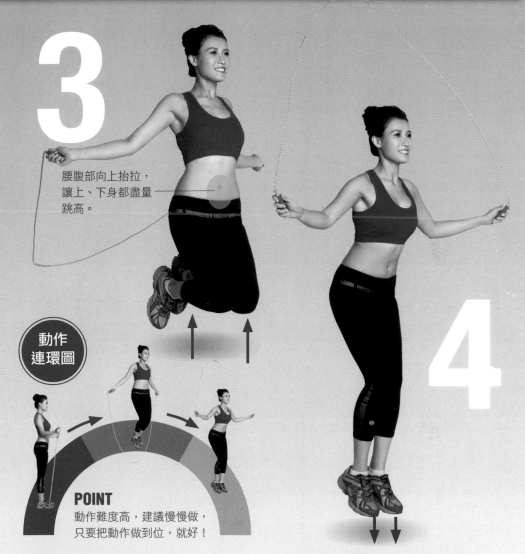

3

腰腹部向上抬拉，讓上、下身都盡量跳高。

動作連環圖

POINT
動作難度高，建議慢慢做，只要把動作做到位，就好！

4

3 小腿後彎
以腹部力量向上抬拉，加強下身跳起的高度，小腿後彎，保持自然呼氣、吐氣。

4 曲膝著地
著地時，膝蓋微彎，並以腳掌前端落地，以免重力速度對膝蓋衝擊太大，傷害關節或失衡跌倒。

單腳交替跳
消馬鞍贅肉

練習次數：單腳跳80下╳各2回；每回中間休息30秒

1

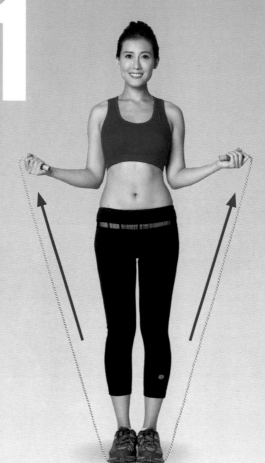

NG

骨盆勿歪斜！

單腳小腿後抬跳繩時，骨盆如果歪斜，會導致運動作用力不足，且容易重心不穩而跌倒。

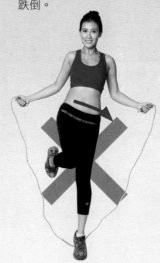

1 基本姿勢站定

雙腳站立，將跳繩中線踩在腳底前端，雙手握住手把，手臂自然垂放，保持繩子拉直。

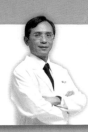

呂醫師這樣説：

現代人有 **1/3** 時間都是坐著，久坐對身體循環不佳，脂肪還容易堆積在臀部兩側，變成馬鞍肉，不但臀部會變得鬆垮寬大，大腿也會越來越無力。「單腳交替跳」能運動到下半身，很快緊實腰臀線條。

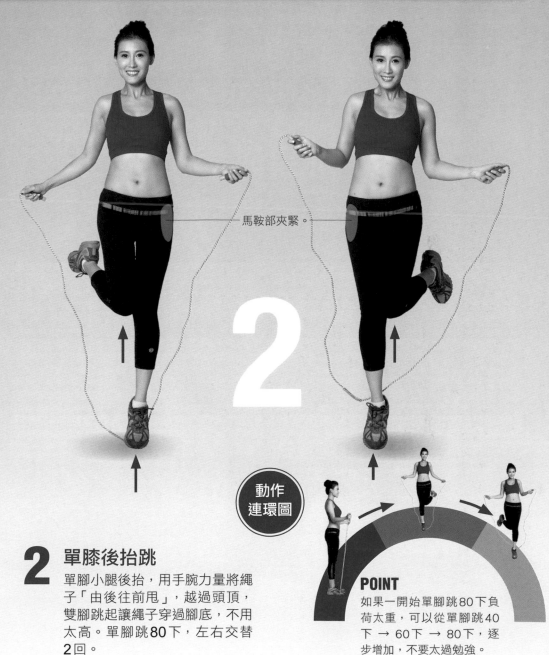

馬鞍部夾緊。

動作連環圖

2 單膝後抬跳

單腳小腿後抬，用手腕力量將繩子「由後往前甩」，越過頭頂，雙腳跳起讓繩子穿過腳底，不用太高。單腳跳**80**下，左右交替**2**回。

POINT

如果一開始單腳跳80下負荷太重，可以從單腳跳40下 → 60下 → 80下，逐步增加，不要太過勉強。

大步跨腳跳
提臀瘦大腿

練習次數：每分鐘跳60下 X 3回；每回中間休息30秒

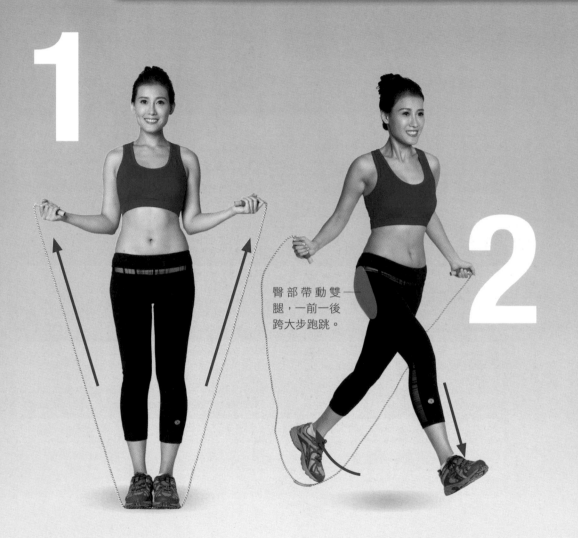

臀部帶動雙
腿，一前一後
跨大步跑跳。

1 基本姿勢站定
雙腳站立，將跳繩中線踩在腳底
前端，雙手握住手把，手臂自然
垂放，保持繩子拉直

2 腳一前一後跑跳
利用手腕力量將繩子「由後往前
甩」，越過頭頂，同時腳一前一
後跨開，原地邊跑邊跳，讓繩子
穿過腳底。

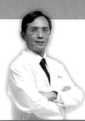

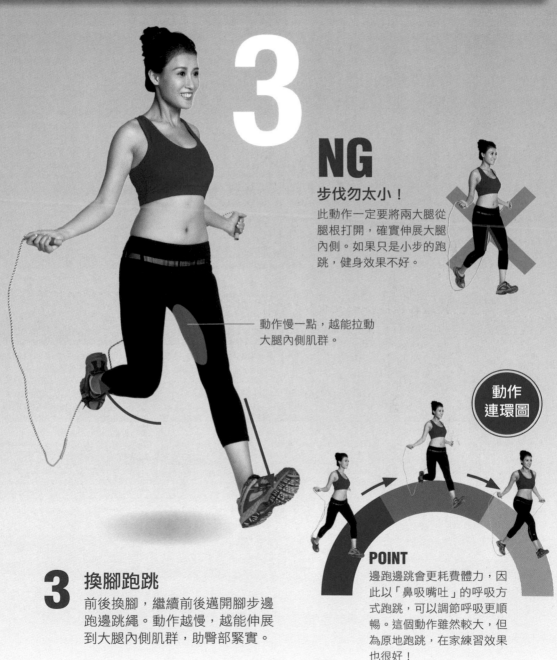

3

NG

步伐勿太小！

此動作一定要將兩大腿從腿根打開，確實伸展大腿內側。如果只是小步的跑跳，健身效果不好。

動作慢一點，越能拉動大腿內側肌群。

動作連環圖

3 換腳跑跳

前後換腳，繼續前後邁開腳步邊跑邊跳繩。動作越慢，越能伸展到大腿內側肌群，助臀部緊實。

POINT

邊跑邊跳會更耗費體力，因此以「鼻吸嘴吐」的呼吸方式跑跳，可以調節呼吸更順暢。這個動作雖然較大，但為原地跑跳，在家練習效果也很好！

交叉 X 腿跳
塑大腿內側

練習次數：左右腿交叉跳 100 下 X 3 回；每回中間休息 30 秒

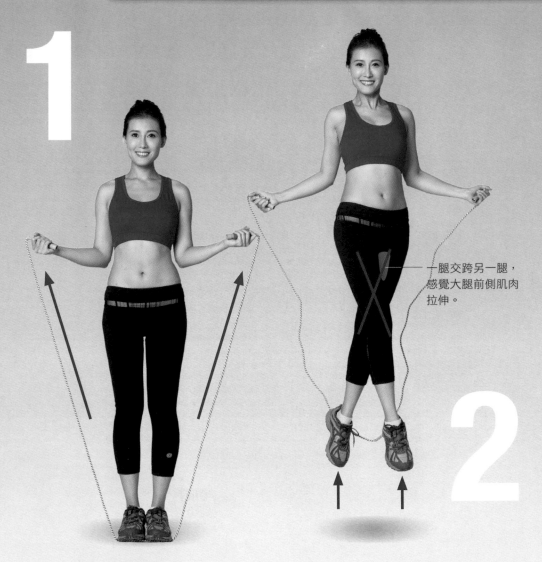

1

2

一腿交跨另一腿，感覺大腿前側肌肉拉伸。

1 基本姿勢站定
雙腳站立，將跳繩中線踩在腳底前端，雙手握住手把，手臂自然垂放，保持繩子拉直。

2 跳起腳交叉
利用手腕力量將繩子「由後往前甩」，越過頭頂的同時，一腳交叉在另一腳前方跳起。

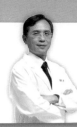

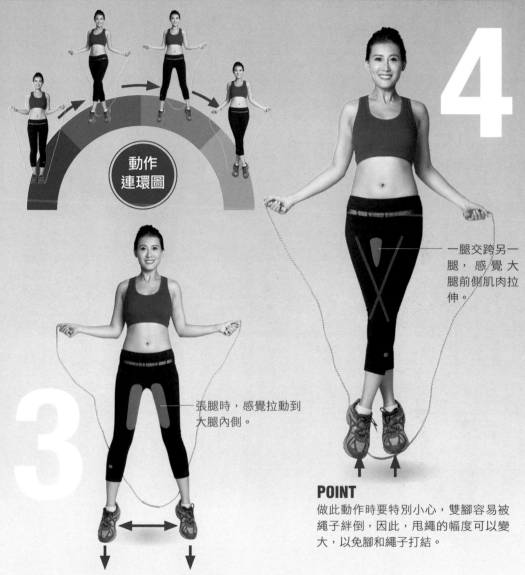

動作
連環圖

4

一腿交跨另一腿，感覺大腿前側肌肉拉伸。

張腿時，感覺拉動到大腿內側。

3

POINT
做此動作時要特別小心，雙腳容易被繩子絆倒，因此，甩繩的幅度可以變大，以免腳和繩子打結。

3 開腳著地
繩子越過腳底後，將雙腳打開與肩同寬，以雙腳前端同時著地。

4 交叉換腳跳
換腳交叉在另一腳前方跳起，同步驟2、3，讓繩子穿過腳底，再開腿落地。

三角形踢跳
燃大腿脂肪

練習次數：左右交替，每分鐘跳60下 X 3回；每回中間休息30秒

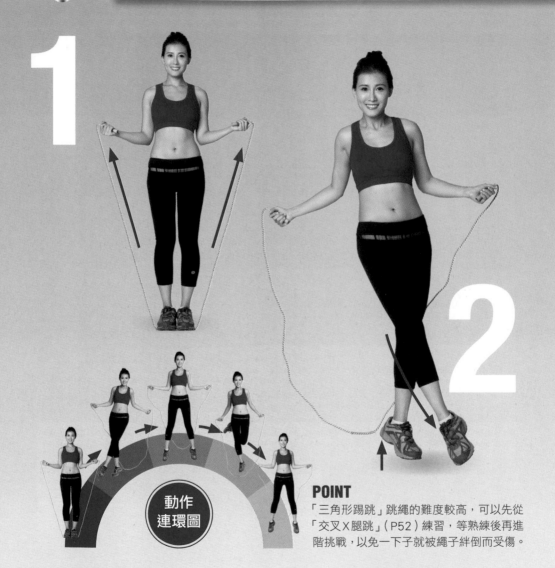

**動作
連環圖**

POINT
「三角形踢跳」跳繩的難度較高，可以先從
「交叉X腿跳」（P52）練習，等熟練後再進
階挑戰，以免一下子就被繩子絆倒而受傷。

1 基本姿勢站定
雙腳站立，將跳繩中線踩在腳底
前端，雙手握住手把，手臂自然
垂放，保持繩子拉直。

2 右腳往左前踢跳
右腳往左腳前方踢，利用手腕力
量將繩子「由後往前甩」，越過
頭頂時跳起，讓繩子穿過腳底。

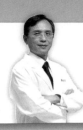

呂醫師這樣說：

下肢有水腫、虛胖問題的人，可多做這個較大的跳繩動作。跳繩時，腿往前、往旁邊、往後面踢，不要太快也不要太慢。後踢腿時可加強力道，會運用到整個腿部的肌群，幫助修飾曲線。

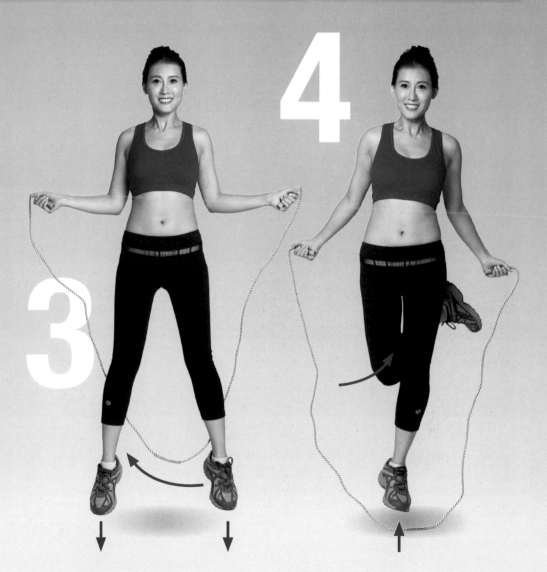

3 開腳著地

繩了越過腳底後，右腳回位並將雙腳打開與肩同寬，以雙腳前端同時著地。

4 右腳後抬跳

再跳起，右腳後抬交叉在左腳後方，讓繩子穿過腳底。腳放下著地，換腳同樣做三角形踢跳。

踮腳著地跳
修長小腿肌

練習次數：至少100下X3回；每回中間休息30秒

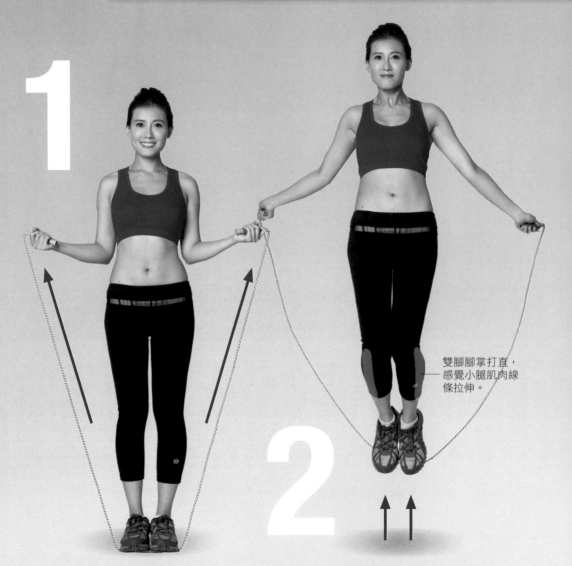

雙腳腳掌打直，
感覺小腿肌肉線
條拉伸。

1 基本姿勢站定
雙腳站立，將跳繩中線踩在腳底
前端，雙手握住手把，手臂自然
垂放，保持繩子拉直。

2 雙腳跳起
繩子「由後往前甩」，越過頭頂，
雙腳跳起讓繩子穿過腳底，腳掌
向下打直，拉長小腿。

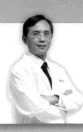

呂醫師這樣説：

我聽過很多人因擔心跳繩會跳出蘿蔔腿，而放棄這麼好的運動。其實跳繩也能跳出纖細美腿，祕訣就在落地時要「踮腳著地」，這樣不僅能拉長肌肉線條，同時減緩膝蓋負重，避免受傷。

3

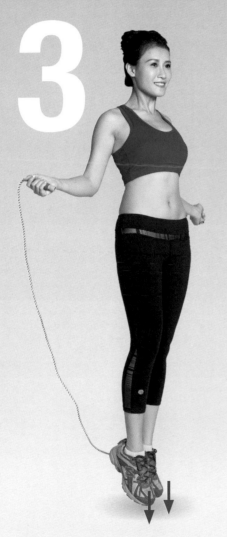

動作連環圖

POINT
這個動作強調，從跳起到著地，腳背都盡量打直，意識放在「腳尖的力量彈跳」，可修飾拉長小腿曲線。

3 腳尖著地

繩子穿過腳底，利用腳掌前 1/3（腳尖）著地，提供身體適度緩衝彈性，並強化小腿肌群。

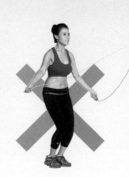

NG

勿用腳跟踩地

落地時，不能先以腳跟著地，以免力量直接衝擊膝蓋，且易重心不穩而跌倒受傷。

跳繩後，伸展助瘦的「續燃舒緩操」！

通常我跳繩之後，一定會馬上做些伸展動作，因為剛被高度使用的肌肉會很緊繃，加上呼吸，全身血液循環加快，如果沒有妥當的拉伸舒緩，運動後大量的乳酸、廢物都會堆積在肌群，造成痠痛、抽筋。以下我設計4種簡單局部動作，非常適合在跳繩後舒緩筋肉、幫助排廢，還有幫助燃脂代謝延長作用的效果！

舒緩收操
01 拉折腕關節：拉伸手腕‧臂肌

練習次數：每次維持5～8秒；左右交替5次

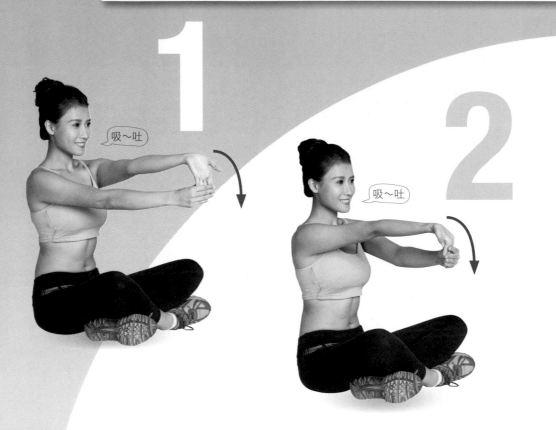

吸～吐

吸～吐

1 托掌前伸折腕
盤坐或站立，一手向前伸直同肩高，掌心向上、指尖朝下，手指用另一手用力下拉，折壓腕關節，持續8秒。

2 翻掌拉指折腕
掌心翻面向下、指尖朝下，手指用另一手用力下拉，折壓腕關節，持續8秒。換手交替做。

曲膝拉小腿：拉伸小腿後肌 · 舒緩膝蓋

練習次數：每次維持5～8秒；左右腿各5次

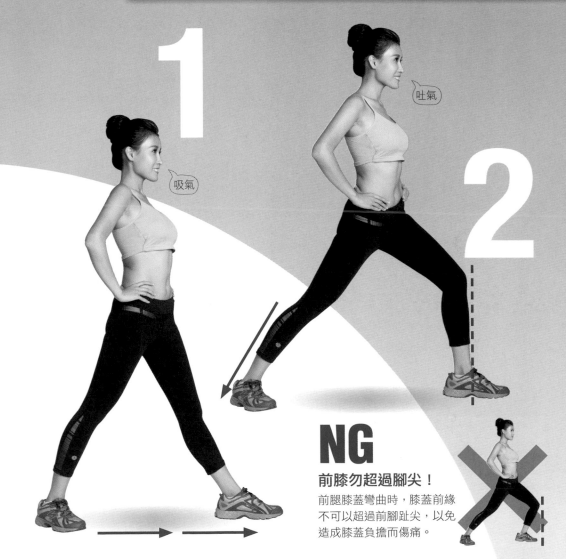

吸氣

吐氣

NG

前膝勿超過腳尖！

前腿膝蓋彎曲時，膝蓋前緣不可以超過前腳趾尖，以免造成膝蓋負擔而傷痛。

1 一腳向前跨大步

站立，兩手插腰。一腳向前跨大步，約為肩寬2倍。

2 前膝微彎拉後腿

前腳膝蓋微彎，將意識放在後腳，徹底感受到小腿腿後肌被伸展。確實起身後再做一次，重複5次。換腳練習。

前彎左右晃：側拉核心肌群・骨盆

練習次數：左右交替緩慢擺動1分鐘；每邊停留數秒

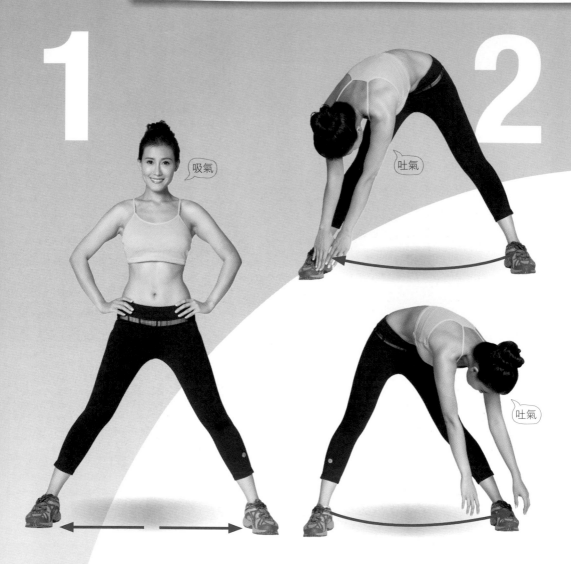

吸氣

吐氣

吐氣

1 雙腳大開站立
站立，雙腳打開2倍肩寬，膝蓋不可彎曲。

2 前彎左右晃
上身往前彎，頭手自然垂放，身體向左、右兩側擺動1分鐘。盡量放鬆身體，速度不可太快，以免重心不穩而跌倒。

腿抬高推拉：拉伸膝・腿・臀部

練習次數：每次維持 10 秒；左右腿交替 3 次

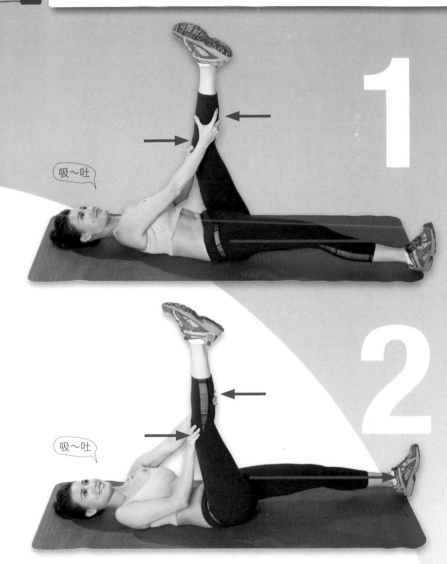

吸～吐

1

2

1 抬單腿預備

仰躺軟墊，慢慢吸氣，一腿抬高伸直，一手抵住膝蓋，另一手抓腳踝（或小腿肚）。

2 推膝拉腿

吐氣，手把膝蓋向外推，另一手把腿向內拉。過程中另一腿保持往前伸直。吸氣，換腿練習，左右交替 3 回，肩膀盡量貼地。

呂醫師示範「無繩跳繩器」4招瘦全身！

日本最夯「無繩跳繩器」不用空間，隨時瘦全身！

　　有些人對於跳繩「又愛又恨」，知道這項運動對於健康、瘦身有相當大的幫助，但因為全身要上下跳動，加上繩子打在地上的聲音，會容易吵到鄰居，因此目前台灣實踐者不多。不過，近來流行自日本，市面推出「無繩跳繩器」，將占空間、較吵雜的繩子去掉，並在握把上加入晶片，可以登入體重，計算出跳繩中消耗的卡路里，是很方便的隨身健身工具。

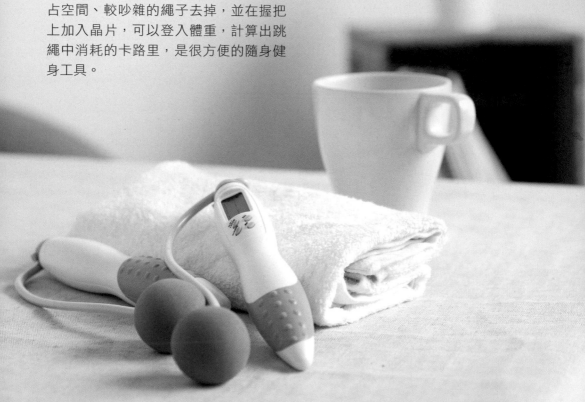

纖瘦腰肩背：上身朝左右

練習次數：每邊跳 8 下；左右邊交替跳 1 分鐘；重複 3 回

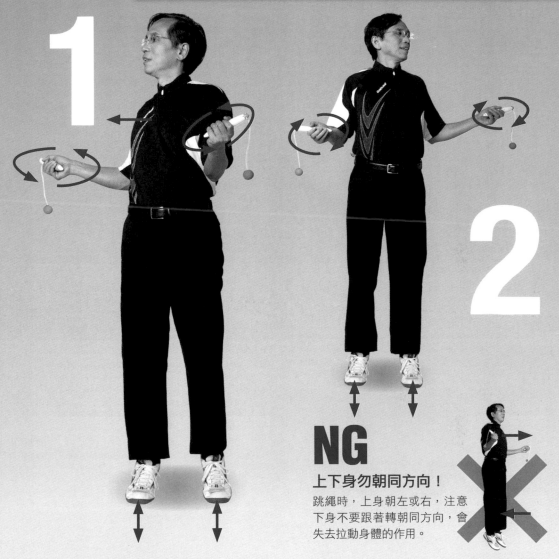

NG

上下身勿朝同方向！

跳繩時，上身朝左或右，注意
下身不要跟著轉朝同方向，會
失去拉動身體的作用。

1 上身朝右跳 8 下

雙手各握一個跳繩器握把。站
立，雙腳打開與肩同寬。上身朝
右，下身保持朝前，身體和握把
（往前轉）同步轉跳 8 下。

2 上身朝左跳 8 下

換上身朝左，下身一樣朝正面，
身體和握把同步轉跳 8 下。上身
朝左右交替「跳繩」1 分鐘。

健美臀腿膝：下身朝左右

練習次數：每邊跳1下；左右邊交替跳1分鐘；重複3回

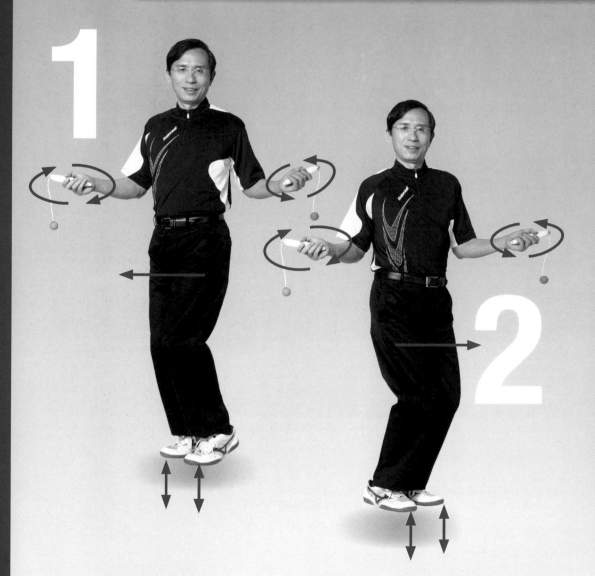

1 骨盆朝右跳 1 下
上身端正朝前，骨盆以下轉朝右，身體和握把（往前轉）同步轉跳1下。

2 骨盆左轉跳 1 下
骨盆以下換轉朝右，身體和握把同步跳轉1下。下身朝左右交替跳1分鐘。

平腹瘦大腿：左右單腳跳

練習次數：單腳跳 8 下；左右腳交替跳 1 分鐘；重複 3 回

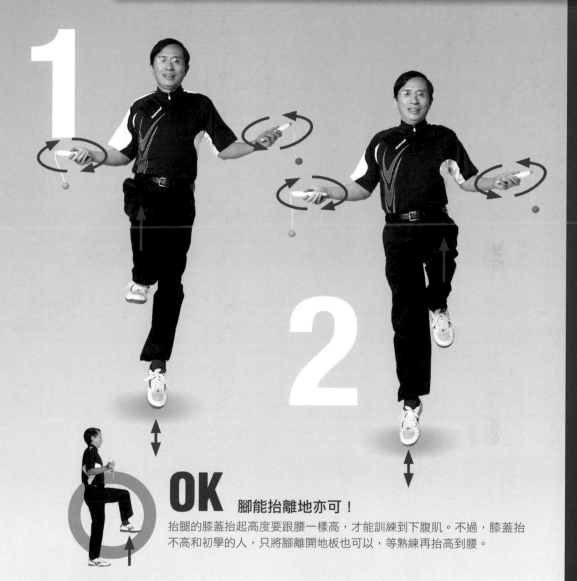

OK 腳能抬離地亦可！

抬腿的膝蓋抬起高度要跟腰一樣高，才能訓練到下腹肌。不過，膝蓋抬不高和初學的人，只將腳離開地板也可以，等熟練再抬高到腰。

1 單腳抬跳 8 下

單腳上抬，與腰部同高，身體和握把（往前轉）同步轉跳 8 下。

2 換腳抬跳 8 下

換腳上抬，與腰部同高，身體和握把同步轉跳 8 下。左右腳交替跳 1 分鐘。

04

瘦馬鞍小臀：單腿側開跳

練習次數：單腳跳1下；左右腳交替跳1分鐘；重複3回

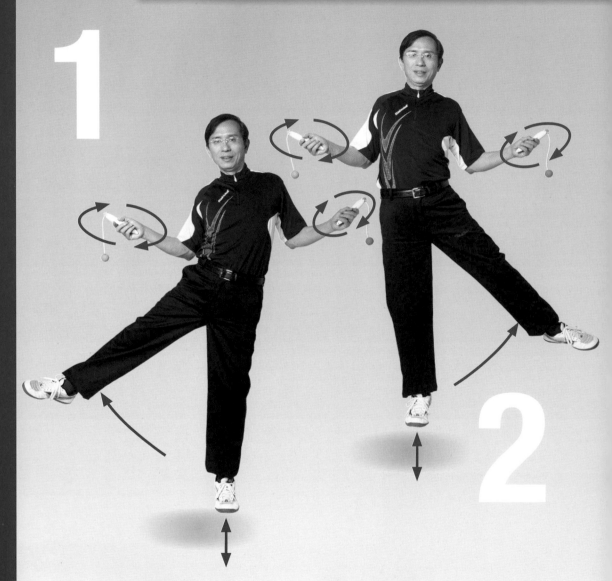

1 單腿側開跳 1 下

上身保持端正，一腿往外側抬開，身體和握把（往前轉）同步轉跳1下。

2 換腿側開跳 1 下

換另一腿往外側抬開，身體和握把（往前轉）同步轉跳1下。左右腳交替跳1分鐘。

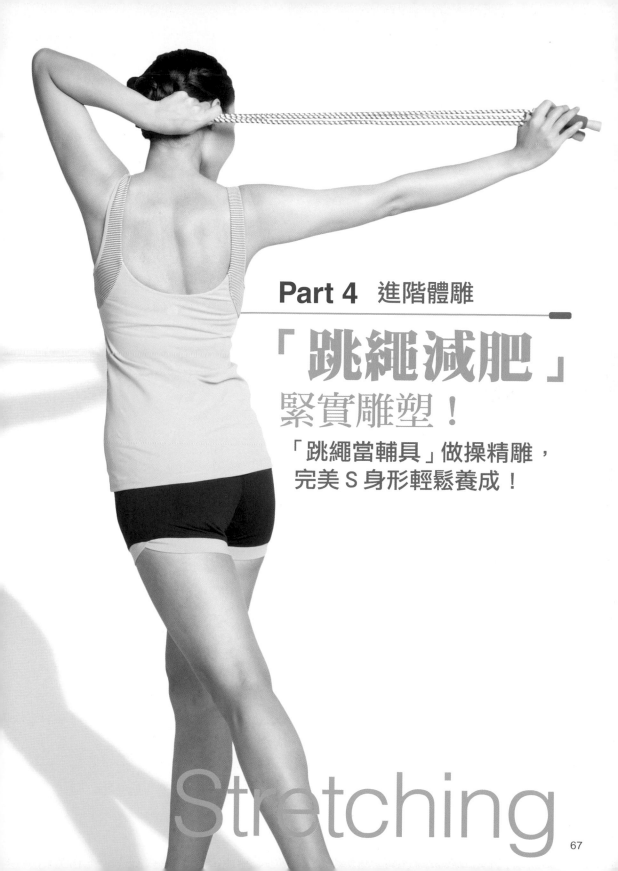

Part 4　進階體雕

「跳繩減肥」
緊實雕塑！
「跳繩當輔具」做操精雕，
完美 S 身形輕鬆養成！

Stretching

跳繩具有「無彈力」特性，幫助肌肉定位，精雕身形！

之前，我常教大家用毛巾拉伸筋肉、做操瘦身，主要是利用毛巾沒有彈性的特性，有助讓肌肉充分伸展。但偶爾也有讀者反應，家裡現有的毛巾太短或太厚，用起來不太順手。因此，我發覺跳繩也是很好的伸展工具，繩子長短更好控制、易握，且能準確調整做操力道和距離，尤其在跳繩過後，直接拉伸肌肉舒緩，同時讓線條變長、纖細。

【跳繩瘦身】超效 2 玩法！

【 跳繩運動 】每週 3 天 ＋ 【 跳繩伸展操 】每週 4 天

隨時可做！
平日常做跳繩伸展操，
燃脂量更加倍！

我一再強調，「跳繩運動」只需要1週做3天，另外4天可利用零碎時間做「跳繩伸展操」。千萬不要小看每天幾分鐘做運動的效果，美國醫界研究發現，生活中有意識的活動身體，和你半年每週5天，每天做20～60分鐘有氧運動來比較，所減的體重和體脂肪幾乎一樣多！因此，我常建議朋友患者，平日隨時藉由跳繩做操來伸展肌肉，幫助活絡燃燒體脂肪。

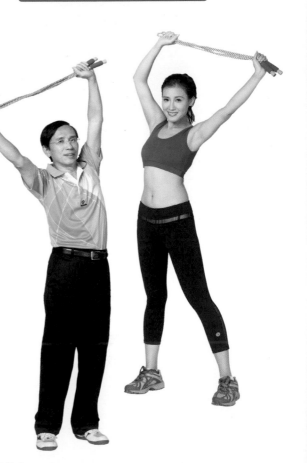

1. 早晨一起床：活絡內臟，有助排便。

早上是瘦身黃金時間，**做伸展操可加速體內循環，使內臟機能活絡**，幫助排除廢物。提醒，早上做操動作要慢，並配合深緩呼吸，就能喚醒細胞，讓燃脂力暖機開工！

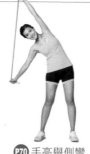
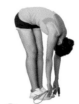

P70 手高舉側彎　　**P102** 前彎手碰地

2. 飯後30分鐘：預防囤積體脂肪，尤其晚餐後。

吃完飯30分鐘後，利用看電視或休息的時間拉伸身體，都有助消耗熱量；因為飯後30分鐘，小腸開始吸收養分，血糖濃度隨時上升，此時讓身體動一動，**多做跳繩伸展操，就不會囤積脂肪！**

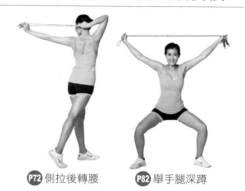

P72 側拉後轉腰　　**P82** 舉手腿深蹲

3. 下午3～6點：一天中燃脂率最高，加速代謝。

先前我提過（P29）每天下午3點～6點，是一天中最適合減肥的時間。此時，體溫最高、燃燒脂肪效率高，**可多做幅度較大、難度較高的操式。**

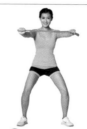
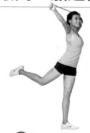

P74 前蹲側轉腰　　**P78** 抬腿高飛躍

4. 晚上睡覺前：邊睡覺還能延續「基礎代謝」。

就寢前，拉拉跳繩做全身放鬆的伸展操，有鬆筋助眠的效果。伸展時，可搭配「鼻吸嘴吐」腹式呼吸法按摩內臟，**能帶動臟腑在睡眠中繼續代謝，「睡覺也能瘦」！**

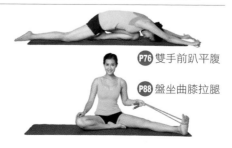

P76 雙手前趴平腹

P88 盤坐曲膝拉腿

手高舉側彎
鍛練側腰線，消三層肉

練習次數：左右交替10下；重複3回

DVD

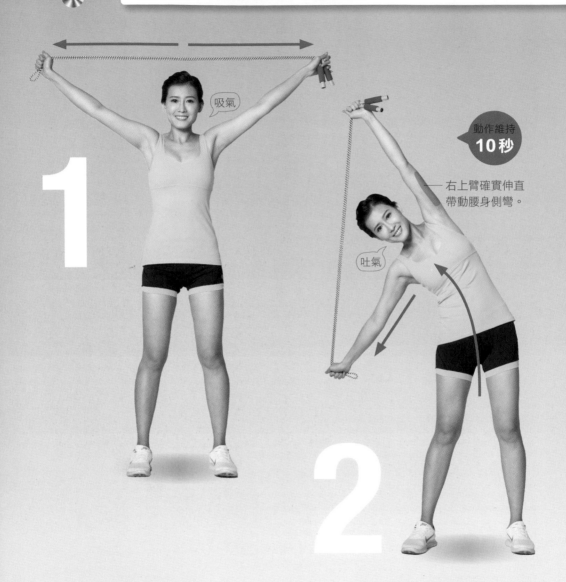

吸氣

1

動作維持
10秒

— 右上臂確實伸直
帶動腰身側彎。

吐氣

2

1 雙手拉繩舉高
雙腳與肩同寬，將跳繩對折，握
住繩子兩端，距離為肩寬2倍，
雙手向上伸直，吸氣預備。

2 向右側彎
慢慢吐氣，上身往右側彎，臀部
往左側平推，此時把重心放在左
腳，保持自然呼吸停留10秒。

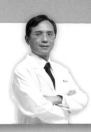

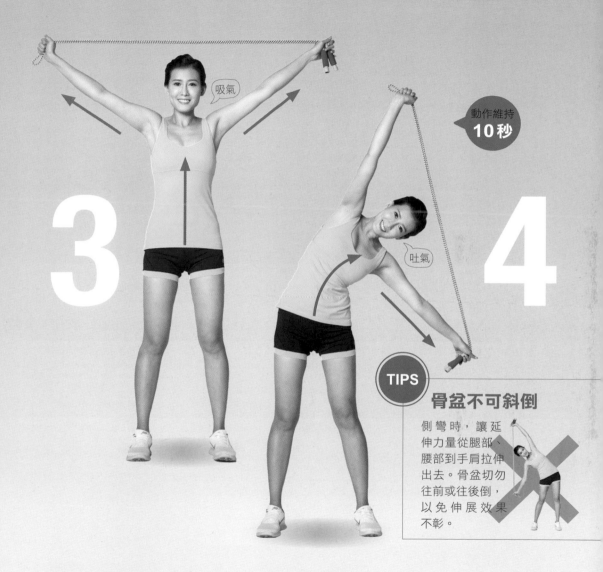

吸氣

動作維持
10秒

3

4

吐氣

TIPS

骨盆不可斜倒

側彎時，讓延伸力量從腿部、腰部到手肩拉伸出去。骨盆切勿往前或往後倒，以免伸展效果不彰。

3 回到原位

吸一口氣，上半身回到身體中心同步驟1，把身體重心回到兩腳。

4 向左側彎

慢慢吐氣，上身往左側彎，臀部往右側平推，此時把重心放在右腳，保持呼吸維持10秒。左右交替10次。

側拉後轉腰
緊實側腰，纖瘦腰背肉

練習次數：左右交替10次；重複3回

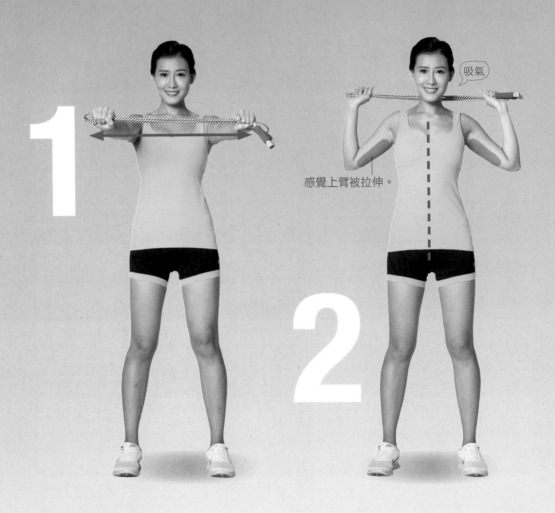

感覺上臂被拉伸。

吸氣

1 跳繩折4摺
雙腳與肩同寬，將繩子對折再對折，握住繩子兩端同肩高，雙手向前伸直。

2 後舉繩子
將繩子放在肩後與肩膀平高，吸氣預備。

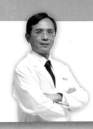

呂醫師這樣説：

將跳繩折4摺，長度約與肩同寬，做「側拉後轉腰」，幫助伸展緊實腰側和後腰肌群，且拉伸到後背贅肉。尤其有些女性，穿內衣時會擠壓出後背肉，常做此動作，也能有顯著改善，當個「雙面美人」。

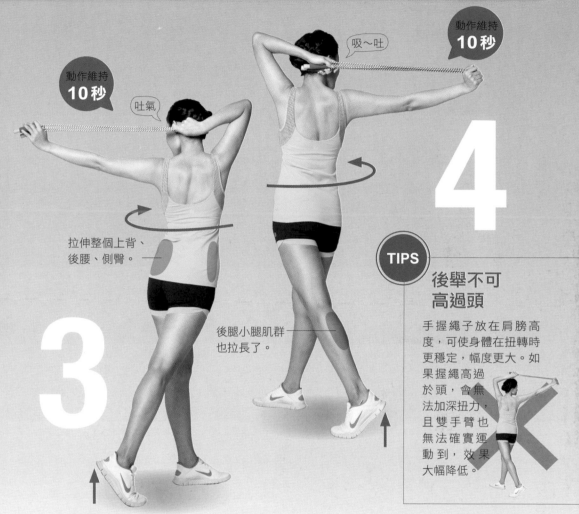

動作維持 **10秒**

吸～吐

動作維持 **10秒**

吐氣

拉伸整個上背、後腰、側臀。

後腿小腿肌群也拉長了。

4

3

TIPS

後舉不可高過頭

手握繩子放在肩膀高度，可使身體在扭轉時更穩定，幅度更大。如果握繩高過於頭，會無法加深扭力，且雙手臂也無法確實運動到，效果大幅降低。

3 手拉腰右後轉

慢慢吐氣，邊拉繩子，腰身邊向右後方轉至緊繃，左腳跟同時略抬起，腳尖自然向內轉；手要跟著向右側拉直，加強腰部扭力：維持10秒，保持自然呼吸。

4 手拉腰左後轉

深吸氣轉回正後，慢慢吐氣，邊拉繩子，換轉向另一邊。左右交替練習。

前蹲側轉腰
燃腰腹脂肪，精雕水蛇腰

練習次數：左右交替10次；重複3回

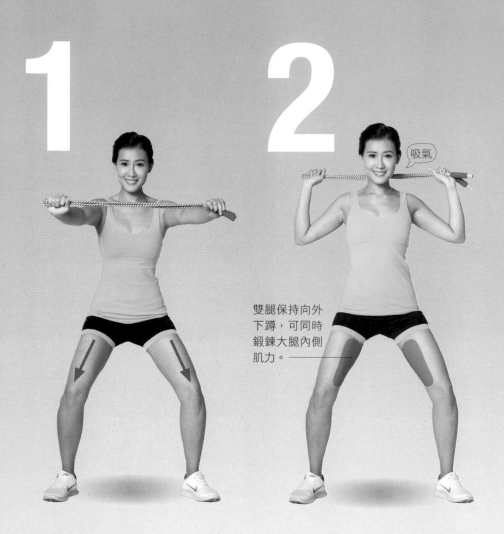

雙腿保持向外
下蹲，可同時
鍛鍊大腿內側
肌力。

吸氣

1 握繩半蹲
將跳繩對折再對折，雙手向前伸
直，握住繩子兩端，雙腳打開比
肩稍寬，曲膝半蹲，預備。

2 舉到後肩
將繩子放在肩後與肩膀平高，吸
氣預備

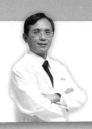

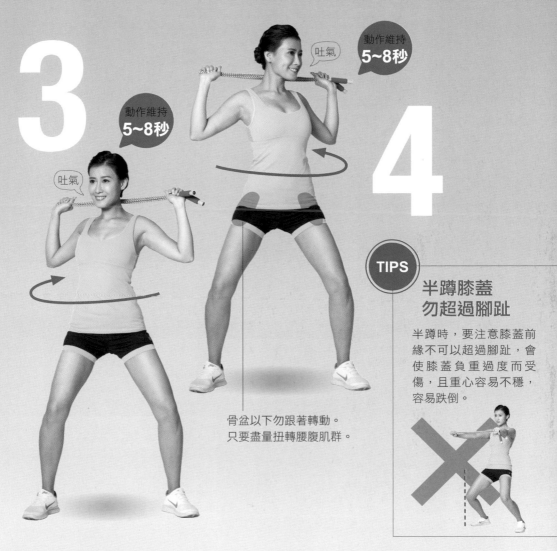

吐氣

動作維持
5～8秒

吐氣

動作維持
5～8秒

TIPS

半蹲膝蓋
勿超過腳趾

半蹲時，要注意膝蓋前緣不可以超過腳趾，會使膝蓋負重過度而受傷，且重心容易不穩，容易跌倒。

骨盆以下勿跟著轉動。
只要盡量扭轉腰腹肌群。

3 上身轉向右

慢慢吐氣，以腰部力量，帶動腰部和頭手轉到右邊至緊繃，骨盆以下保持不動，維持**10秒**，吸氣回正。

4 上身轉向左

慢慢吐氣，換扭腰轉向左方，使腰腹側轉幅度更大。搭配呼吸吐轉吸回，左右交替練習。

雙手前趴平腹
伸展腹部肌群，緊實小腹

練習次數：左右腿各10下；重複3回

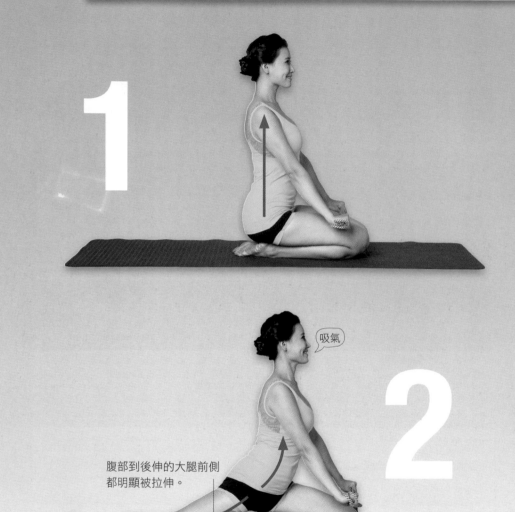

吸氣

腹部到後伸的大腿前側都明顯被拉伸。

1 跪坐墊上

跪坐在軟墊上，將繩子對折再對折，雙手握住繩子兩端，放在膝前，預備。

2 單腳後伸

一腿向後完全伸直，吸氣，上身稍稍挺直，重心略微前傾，臀部離地。

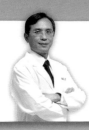

呂醫師這樣說：

現代人常久坐、或因為站姿不對，使得小腹前傾肥大，容易堆積出「游泳圈」，增加慢性病的危機。透過前趴動作，能將腰腹肌群伸展開，跟站著向上拉伸的效果相同，很適合睡前做。

3

臀部離地，身體重心較不穩，
也可藉此訓練平衡感。

動作維持
10秒

吐氣

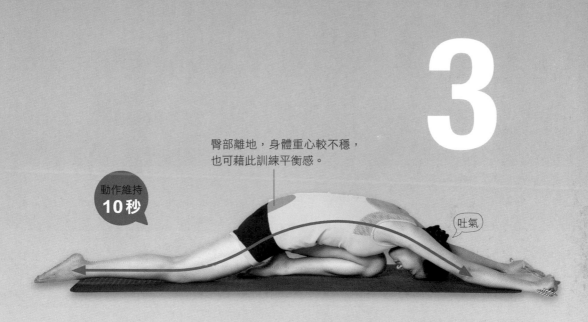

3 上身前趴

慢慢吐氣，同時雙手抓繩兩端向前趴、下壓，維持10秒。吸氣，上身回正挺直。左右腿各做10次，重複3回。

TIPS

後伸的腳尖勿碰地

運動時，有人會因為重心不穩，而將反向伸直的腳尖踮起碰地，以保持平衡。但這樣會削弱動作的作用力，無法確實伸展到腰腹肌群。

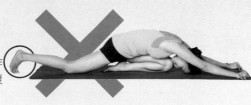

抬腿高飛躍
緊實臀大肌・立現微笑線

練習次數：左右腿交替 10 次；重複 3 回

1 吸氣

2 吐氣

大腿腿根、前側都
盡量往後拉伸。

維持後抬動作
時，腹部維持
吐氣收腹，幫
助燃脂。

1 手握繩兩端
站立雙腳與肩同寬，將繩子對
折，雙手抓住繩子兩端拉平，放
在腹部前方，吸氣預備。

2 擴胸後抬腳
慢吐氣，雙手高舉繩子過頭向
後、向上延伸，類似擴胸運動；
一大腿根部往後抬高，成飛躍姿
勢，維持 10 秒，回到動作 1。

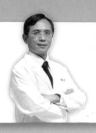

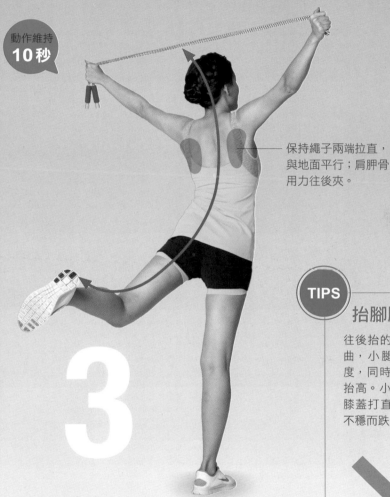

動作維持
10秒

保持繩子兩端拉直，
與地面平行；肩胛骨
用力往後夾。

TIPS

抬腳膝蓋勿伸直

往後抬的腿膝蓋要保持彎曲，小腿與大腿約呈90度，同時從大腿腿根盡量抬高。小腿不要抬太高或膝蓋打直，容易造成重心不穩而跌倒。

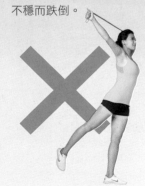

3 換腿後抬

接著，換腿再做一次。從大腿根部盡量向上後抬，保持膝蓋彎曲90度。

前彎手前伸

拉提上臀肌，圓翹臀型

練習次數：每回 10 下；重複 3 回

1

吸氣

2

動作維持 **10秒**

吐氣

腹部核心肌群保持吐氣縮緊。

膝蓋微彎即可。

1 手握繩兩端

站立雙腳與肩同寬，將繩子對折，雙手抓住繩子兩端拉直，手高舉過頭，吸氣預備。

2 上身前彎

慢慢吐氣，手肘下移齊肩。同時以骨盆力量帶動上身往前彎，膝蓋可微彎。將意念放在肩背，持續往前延伸，維持 10 秒再起身，重複練習。

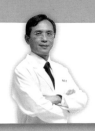

3

動作維持
10秒

前彎時，要注意骨盆和腿部必須連成一直線。

身體打直前彎時，使背部與地面平行，縮腹進行。

吸～吐

PLUS

3 膝蓋打直前彎

如果你筋骨較柔軟，前彎時可將膝蓋打直。但要注意，頭、頸、背和手臂要保持在同一平面，上身與腿部呈90度。

TIPS

專注肩背，重心勿在臀部！

做這個動作，很容易把重心放在臀部，造成臀部後傾、用腳跟的力量在支撐，如此反而會使膝蓋受傷、身體歪斜。要以肩背往前延伸，保持全身平衡。

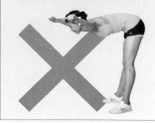

舉手腿深蹲
鍛鍊臀大肌，扁臀變翹臀

練習次數：每回左右交替10下；一次做3回

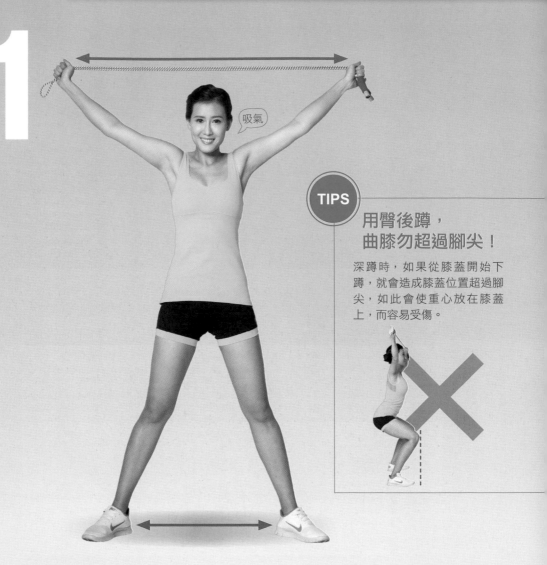

1

吸氣

TIPS

用臀後蹲，
曲膝勿超過腳尖！

深蹲時，如果從膝蓋開始下蹲，就會造成膝蓋位置超過腳尖，如此會使重心放在膝蓋上，而容易受傷。

1 站開舉繩

站立雙腳與肩寬2倍，將繩子對折，雙手抓住繩子兩端拉平，手高舉過頭，吸氣預備。

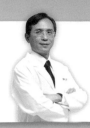

呂醫師這樣說：

「深蹲瘦臀」近來很受歡迎，重點在臀部，而非膝蓋，是鍛鍊臀大肌C/P值最大的動作，透過臀部下蹲上起，使臀部有彈性、變緊實，腿也變健美。手握繩子能穩住身體重心，使美臀效果更顯著。

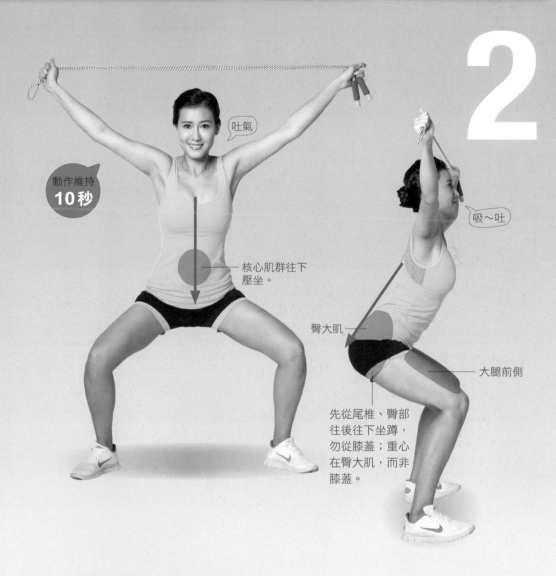

2

吐氣

動作維持
10秒

核心肌群往下壓坐。

吸～吐

臀大肌

大腿前側

先從尾椎、臀部往後往下坐蹲，勿從膝蓋；重心在臀大肌，而非膝蓋。

2 臀蹲下壓

慢慢吐氣，上身不動，從尾椎慢慢下移，重心移到臀部坐蹲，膝蓋稍彎曲。繼續下蹲到極限，或大腿與地面平行，維持 10 秒。

抬腿手碰膝
消馬鞍贅肉，塑美腿線條

練習次數：左右腿交替10次；重複3回

1

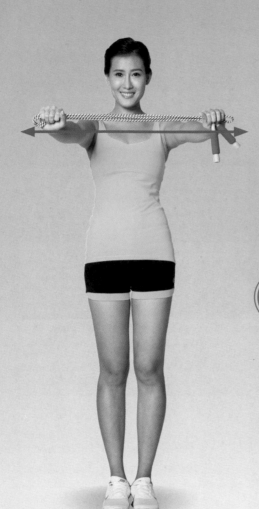

TIPS

挑戰手肘碰膝

當練習次數夠多後，可以
嘗試彎曲手肘，用手肘碰
對腳的膝蓋。不僅能鍛鍊
到大腿肌群，還能加強骨
盆運動。

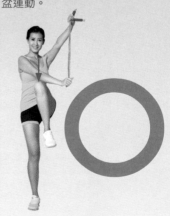

1 拉繩平舉

站立雙腳併攏，將繩子對折再
對折，雙手抓住繩子兩端拉直，
平舉在胸前。

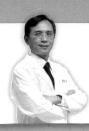

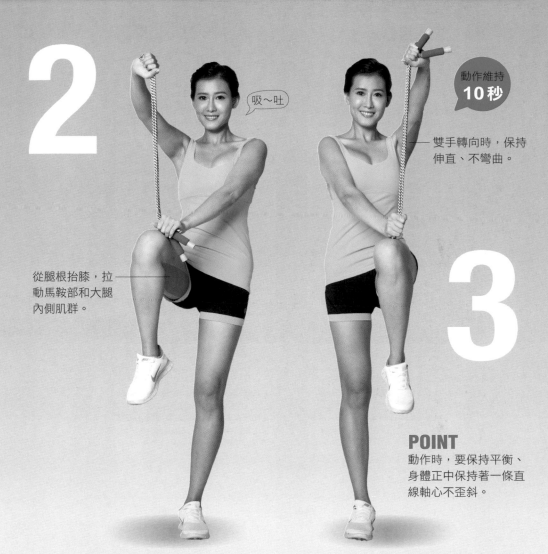

吸～吐

從腿根抬膝，拉動馬鞍部和大腿內側肌群。

動作維持
10秒

雙手轉向時，保持伸直、不彎曲。

POINT
動作時，要保持平衡、身體正中保持著一條直線軸心不歪斜。

2 直繩抬腿碰膝
吸氣，將繩子轉成上下直拉。吐氣，和下手對邊的腿抬起，下手碰膝蓋，維持10秒。吸氣，回正。

3 換邊練習
吐氣，換抬另一腿，換另一手碰膝。左右腿交替練習。

單手拉抬腿
消除蘿蔔腿，纖長腿線條

練習次數：左右腿各交替10次；重複3回

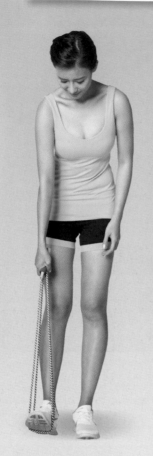

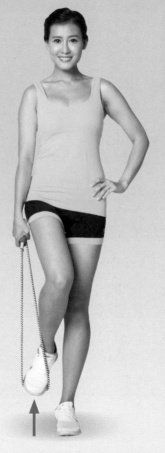

1 單腳勾繩
站立雙腳，將繩子對折，一腳腳板勾在繩子中心點，單手拉繩子一端，確認身體保持平衡。

2 單手拉腳起
單手握住繩子，稍稍往上抬起，另一手扶住另一邊腰部，維持平衡，保持自然呼吸。

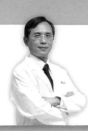

呂醫師這樣説：

蘿蔔腿除了是脂肪堆積外，也可能是肌群累積過多乳酸，使血液滯留而產生代謝不佳，使小腿肚看起來壯又大。透過延展小腿肌，可加強血液循環，有助代謝排水，使小腿肌群放鬆，拉長線條。

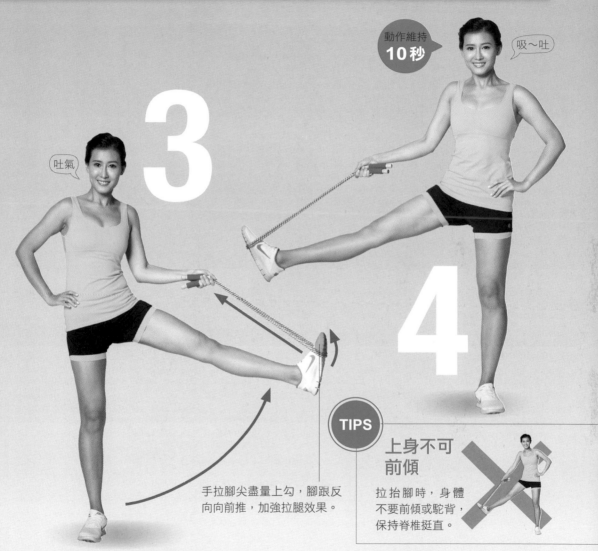

動作維持
10秒

吸～吐

3

吐氣

4

手拉腳尖盡量上勾，腳跟反向向前推，加強拉腿效果。

TIPS

上身不可前傾

拉抬腳時，身體不要前傾或駝背，保持脊椎挺直。

3 拉單腳側抬

將勾繩一腳往側邊抬開伸直，慢慢吐氣，把腳尖往自己的方向拉，腳跟可以往前延伸產生反作用力，拉伸腿肌維持10秒。吸氣，回位，重複10次。

4 換腳練習

換手腳練習10次。動作時，要感受小腿肌伸展，腳底板盡量往上勾。

盤坐曲膝拉腿
伸展腿肌群，纖腿又緊實

練習次數：左右腿各交替10下；重複3回

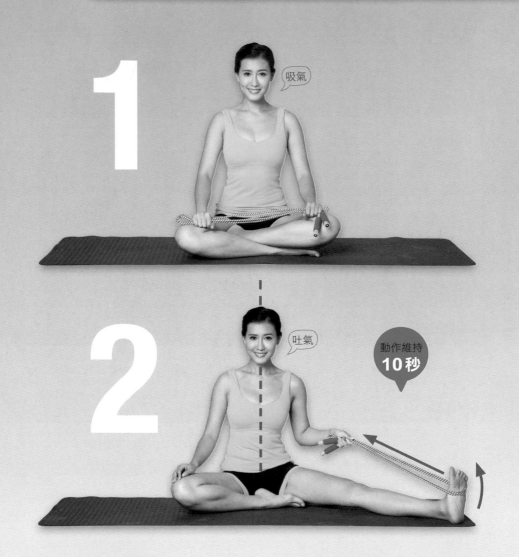

1 吸氣

2 吐氣　動作維持 **10秒**

1 折繩盤坐
盤坐在軟墊上，將繩子對折擺放於膝上，調整呼吸順暢，預備。

2 單手拉腳掌
一腳向外側伸直，跳繩套住腳底，同側手握住繩一端，吸氣，身體挺直；吐氣，拉腳尖往身體勾。吸氣，放鬆拉力，重複拉伸10次。

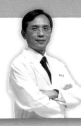

呂醫師這樣說：

下半身較胖的人，大多是代謝不良，因此，經常運動也只會造成乳酸廢物不斷堆積而越來越壯。透過拉腿動作，可按摩鼠蹊部及大腿根部，加強血液向下迴流，藉此代謝老化廢物，緊緻雙腿。

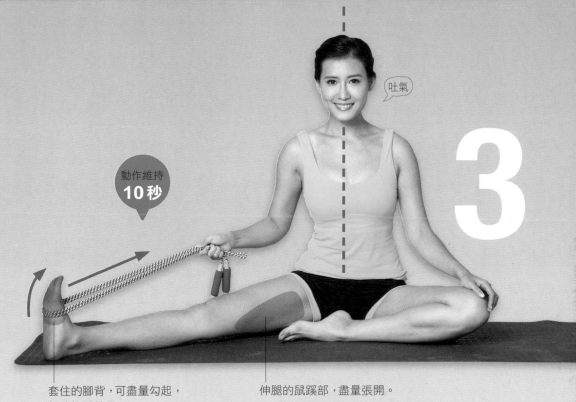

吐氣

動作維持 **10秒**

3

套住的腳背，可盡量勾起，加強拉腿效果。

伸腿的鼠蹊部，盡量張開。

TIPS

上身不可前傾

動作進行中，上身要保持挺直，不可前傾或後仰，才能確實鍛鍊到大腿內側肌群。

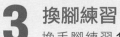

3 換腳練習

換手腳練習 **10**次。動作要搭配呼吸，吐拉吸鬆，感受大小腿肌伸展，腳板盡量上勾。

側躺轉繩抬腳
緊大腿內側，修臀腿線條

練習次數：順逆轉手肘；左右腿各抬6次；重複3回

1

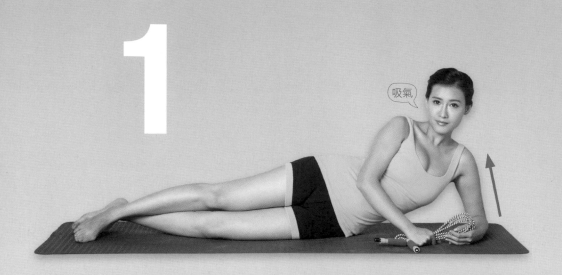

吸氣

1 折繩側躺

側躺在軟墊上，跳繩折成4摺，繩子中點抓在上側手中。下側靠地的手肘彎曲撐起上身。調整呼吸順暢，預備。

TIPS

髖關節不可外翻

側躺時，要保持脊椎和骨盆在同一平面，與地面垂直，尤其在側抬時，腰臀不該扭轉外翻，以免受傷。

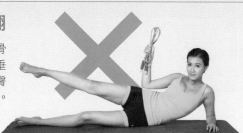

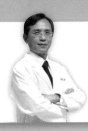

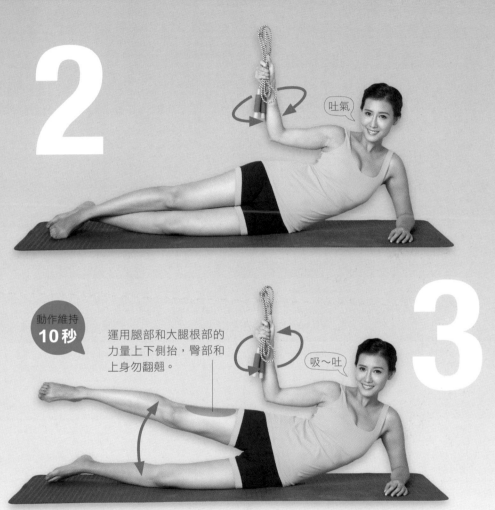

2

吐氣

3

動作維持 **10秒**

運用腿部和大腿根部的力量上下側抬，臀部和上身勿翻翹。

吸～吐

2 手握繩順逆旋轉

握跳繩的手前臂舉直，與手肘維持 90 度，以手肘為圓心，先順時針旋轉 10 次，再逆時針旋轉 10 次。

3 同步單腿側抬

手在旋轉的同時，慢慢吐氣，用臀部和腿根帶動單腿側抬最高，腿部保持伸直，維持 10 秒。吸氣，腿慢慢放下。單腿抬放 6 下，再換腿練習。

後背上下拉繩
燃上臂贅肉，美化臂肩線

練習次數：左右手各10次；重複3回

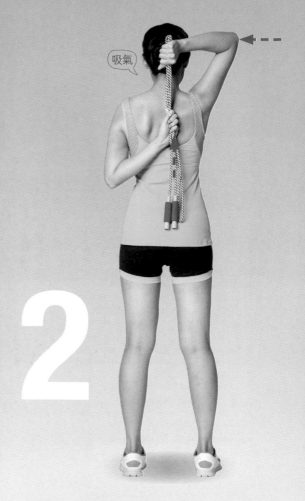

1

吸氣

2

1 繩子背後握直
跳繩對折再對折。雙腳與肩同寬，一手抓繩子一端彎到頭部後面；另一手從腰繞到後面抓繩子的下端，把繩子上下拉直。

2 下手往上抓
慢慢地以腹部吸氣，在下方的手往繩子越上面抓越好，上方的手順勢會往耳朵靠近。

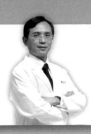

呂醫師這樣說：

手臂的乳酸代謝容易不順暢，而堆積脂肪，便會形成讓人尷尬的「掰掰袖」，夏天也不想穿背心。此動作可強化手臂和腋窩內側肌肉群，燃燒脂肪浮肉，緊實上臂肌，纖美手臂和肩膀線條！

3

動作維持
10秒

吐氣

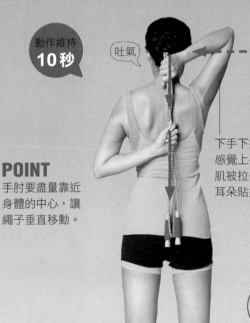

下手下拉時，明顯感覺上手的內側臂肌被拉伸，手也向耳朵貼近。

POINT
手肘要盡量靠近身體的中心，讓繩子垂直移動。

TIPS

繩子不可歪斜

要保持繩子垂直上下拉動，才能確實拉到手臂和腋窩內側肌肉，不要越拉越歪斜。可用鏡子或請人幫忙檢查動作。

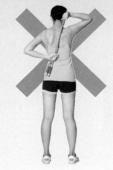

3 垂直下拉

慢慢吐氣縮腹，下手出力把繩子往下拉，維持10秒。吸氣，稍微放鬆回位；吐氣，重複下拉。上下拉動10次，換手練習。

上臂夾後背

美肩消虎背，緊實上臂

練習次數：上下拉動10次；重複3回

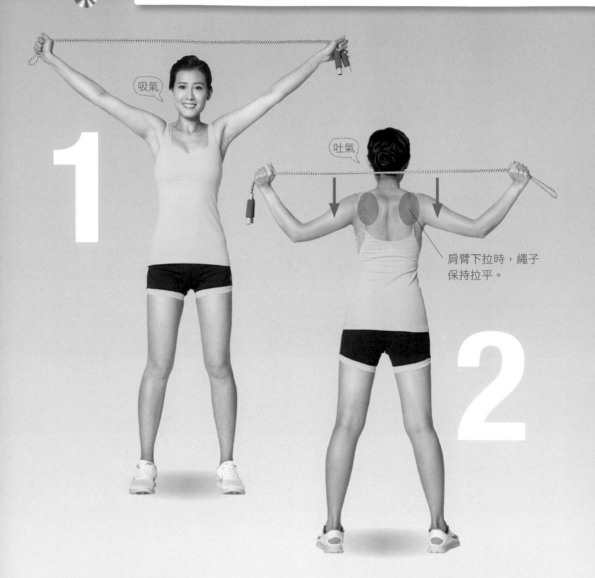

吸氣

吐氣

肩臂下拉時，繩子
保持拉平。

1 雙手張繩高舉

雙腳站立與肩寬，將繩子對折，
雙手抓住繩子兩端，手高舉於頭
上方，吸氣。

2 肩臂下拉

吐氣，將雙臂慢慢往下壓，雙肘
盡量靠近身體兩側。

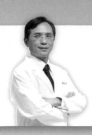

這個動作是在拉舉繩子到背後，上下拉動上臂、肩背，強化肩胛骨周圍的肌肉，修飾上臂到上背曲線，讓肩膀纖挺，成為動人的「衣架子」！在辦公室坐著也能做，可消除疲勞，緩解頸肩痠硬。

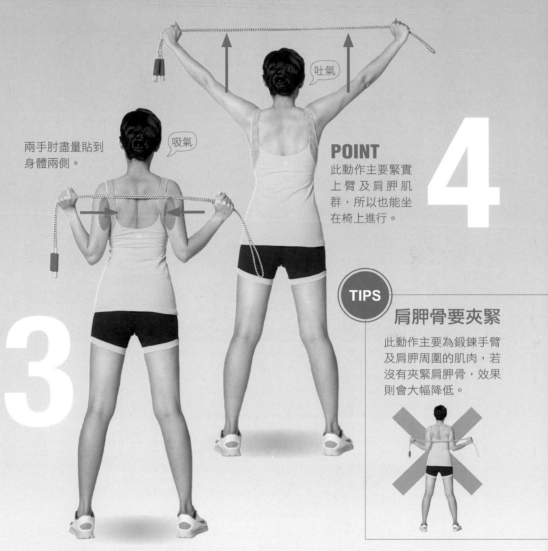

吐氣

兩手肘盡量貼到身體兩側。

吸氣

POINT
此動作主要緊實上臂及肩胛肌群，所以也能坐在椅上進行。

4

3

TIPS

肩胛骨要夾緊
此動作主要為鍛鍊手臂及肩胛周圍的肌肉，若沒有夾緊肩胛骨，效果則會大幅降低。

3 肩胛骨夾緊
繼續吐氣，雙臂下壓到雙肘貼到身體，肩胛骨夾緊，縮腹維持10秒。

4 上舉回位
慢慢吸氣，放鬆，繩子慢慢向上舉高回到頭上，再反覆上下拉。

前彎抓繩後抬

修飾手臂外側，消除腋肉

練習次數：上下抬動10次；重複3回

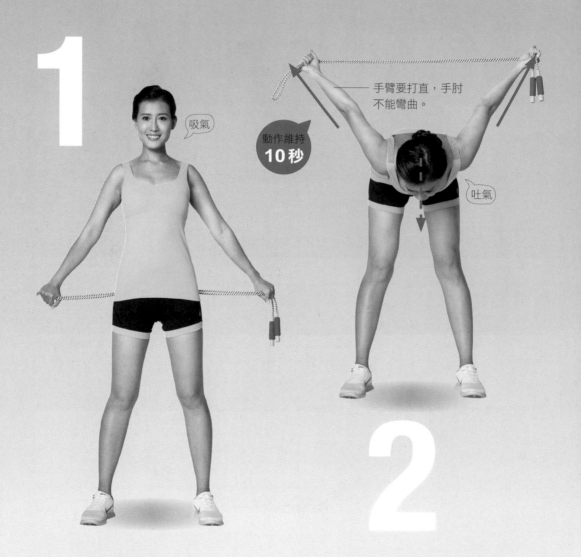

1

吸氣

**動作維持
10秒**

—— 手臂要打直，手肘
不能彎曲。

吐氣

2

1 背後預備
雙腳站立與肩寬，繩子對折手握
繩子兩端，放在臀部的位置，上
半身挺直呈一直線。

2 手抬前彎
吐氣，身體前彎，雙手自然高
舉，往後、往上延伸。臀部往後
推，感覺大腿後側肌肉緊繃。

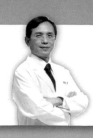

呂醫師這樣說：

夏天女孩都希望能露出纖細的手臂和肩膀，但往往上手臂外側、腋窩都會擠壓出一塊脂肪，擔心看起來浮腫，飄散「嬸味」……。趕快試試「前彎抓繩後抬」，讓手臂內外側都變瘦！

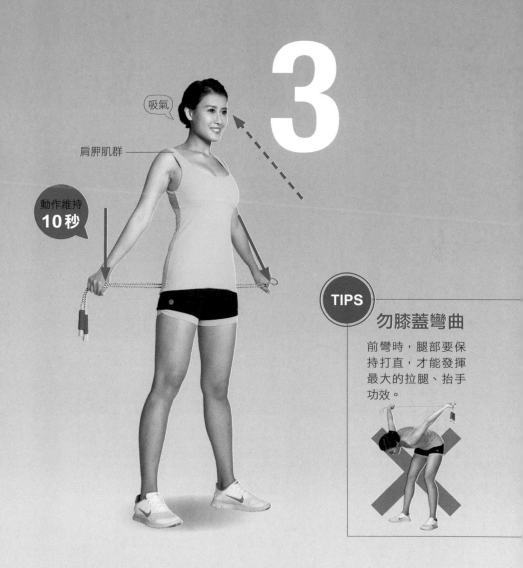

吸氣

3

肩胛肌群

動作維持
10秒

TIPS

勿膝蓋彎曲

前彎時，腿部要保持打直，才能發揮最大的拉腿、抬手功效。

3 夾緊肩胛骨

接著，吸氣，雙手放鬆，身體慢慢回正，回到步驟1，再重複操作。

進階體雕
15

手臂左右拉伸
活化腋窩淋巴，瘦臂消副乳

練習次數：左右各10次；重複3回

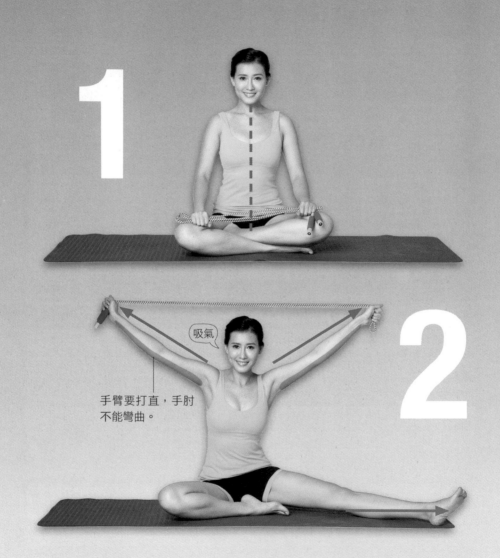

1

2

吸氣

手臂要打直，手肘
不能彎曲。

1 盤坐折繩
盤坐在軟墊上，將繩子對折擺放
於膝上，調整呼吸順暢，預備。

2 伸單腿抬雙手
一腿盡量往側邊伸直，另一腿保
持曲膝。雙手拉起繩子兩端，高
舉到頭上，吸氣。

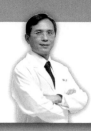

呂醫師這樣説：

雖然大家常用手來做事情，但「運動量」仍不足，透過「手臂左右拉伸」可刺激腋窩淋巴活化，促進脂肪燃燒，使手臂內外贅肉、副乳無所遁形，不但手臂線條更勻稱，也減少乳腺炎症威脅。

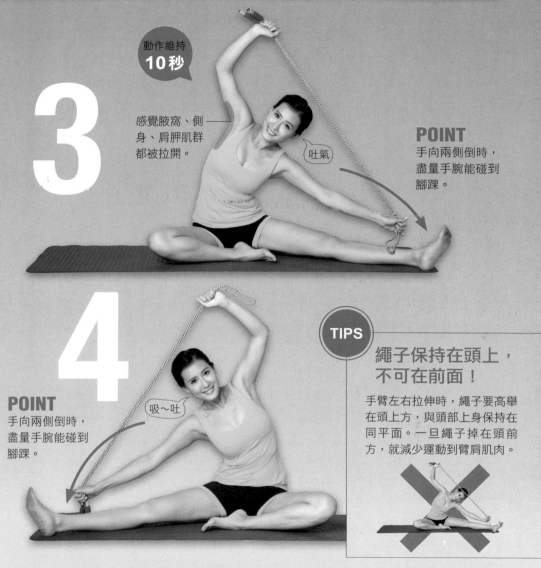

3

動作維持
10秒

感覺腋窩、側身、肩胛肌群都被拉開。

吐氣

POINT
手向兩側倒時，盡量手腕能碰到腳踝。

4

POINT
手向兩側倒時，盡量手腕能碰到腳踝。

吸～吐

TIPS

繩子保持在頭上，不可在前面！

手臂左右拉伸時，繩子要高舉在頭上方，與頭部上身保持在同平面。一旦繩子掉在頭前方，就減少運動到臂肩肌肉。

3 手拉繩側倒
慢慢吐氣，用伸腿同側的手下拉繩子去碰腿，另一手順勢被拉動，使外側的腋窩確實被伸展開，維持10秒。吸氣回正，重複10次。

4 換邊練習
換另一腿側伸，也換手側拉碰腿，確實開展另一邊腋窩。

夾背手抬擴胸

消除厚背脂肪，美挺胸部

練習次數：每回抬10下；重複3回

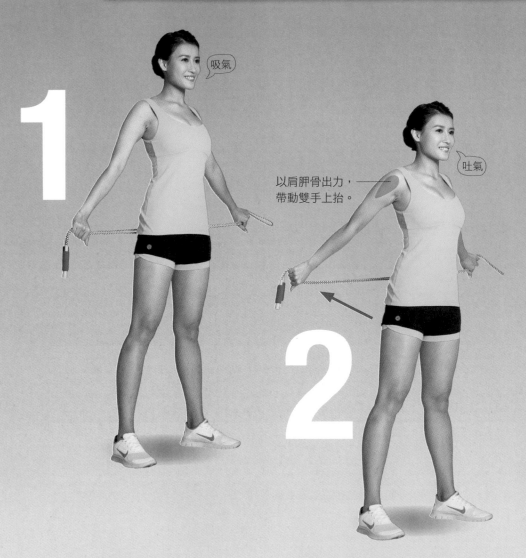

吸氣

以肩胛骨出力，帶動雙手上抬。

吐氣

1 背後預備

站立雙腳與肩寬，上半身挺直呈一直線；將繩子對折，雙手在背後握住繩兩端，拉直。

2 雙手後抬

吐氣，將意識放在肩胛骨，以肩胛骨的力量帶動雙手同時往後、往上高舉繩子。

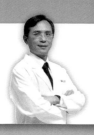

呂醫師這樣説：

背部脂肪肥厚，線條鬆垮，最會透露出女性的年齡。利用手拉繩做擴胸運動，可穩定動作核心，且加強緊實肌肉，不僅能美化背部線條，同時連女生最在意的胸部外擴也能防治。

3

以肩胛骨出力，帶動雙手上抬。

吸～吐

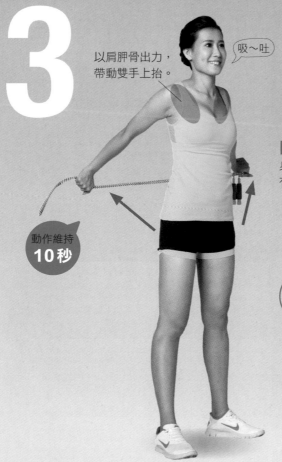

POINT
身體可稍微往前傾，有助肩背出力。

動作維持
10秒

TIPS

繩子不可歪斜

雙手在背後抬繩子時，要保持與地面平行，否則兩手作用力不均勻，會造成肩膀痠痛，成反效果。

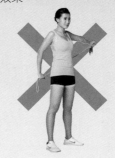

3 夾背抬最高

繼續吐氣縮腹，肩胛骨往後內夾，肩背出力讓繩子抬到最高，繩子與地面保持平行，保持10秒。吸氣放鬆回位，重複練習。

進階體雕
17

DVD

前彎手碰地
練背腹肌群，打造凹背線

練習次數：每回彎10次；重複3回

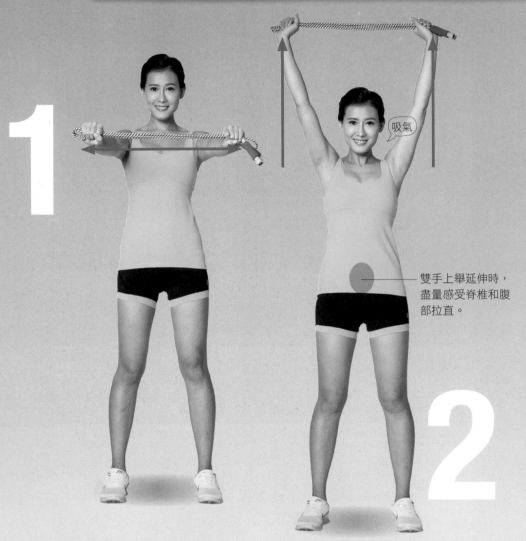

1

吸氣

雙手上舉延伸時，
盡量感受脊椎和腹
部拉直。

2

1 折繩前舉

雙腳站與肩同寬，將繩子對折再
對折，雙手握住繩子兩端，向前
伸平齊肩高。

2 雙手高舉

吸氣，將雙手上舉，小腹肌肉拉
緊，雙手盡量往上延伸。

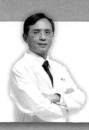

呂醫師這樣說：

這個動作看似簡單，實際上卻具多種塑身功效。透過前彎伸展能放鬆後背肌群，加強代謝多餘脂肪；此外，藉由全身伸展可促進腸胃蠕動，幫助排便，對健康和美體相當有益處。

3

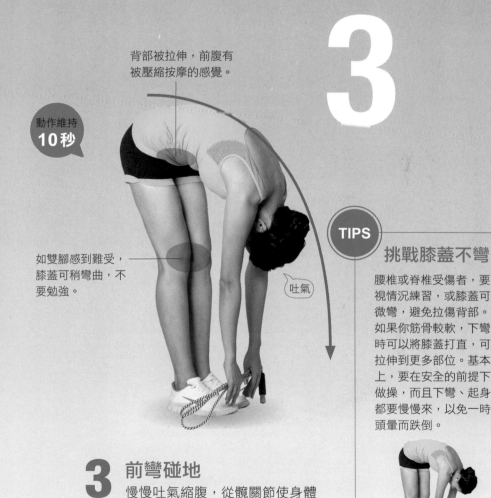

背部被拉伸，前腹有被壓縮按摩的感覺。

動作維持
10秒

如雙腳感到難受，膝蓋可稍彎曲，不要勉強。

吐氣

TIPS

挑戰膝蓋不彎

腰椎或脊椎受傷者，要視情況練習，或膝蓋可微彎，避免拉傷背部。如果你筋骨較軟，下彎時可以將膝蓋打直，可拉伸到更多部位。基本上，要在安全的前提下做操，而且下彎、起身都要慢慢來，以免一時頭暈而跌倒。

3 前彎碰地

慢慢吐氣縮腹，從髖關節使身體慢慢往前、往下彎，直到背部感覺緊繃，腹部被壓縮按摩，雙手盡量碰地，維持10秒。慢慢吸氣，慢慢起身，重複練習。

進階體雕 **18**

反拉繩雙手抬

練肩背肌群，性感肩頸線

練習次數：每回抬 10 下；重複 3 回

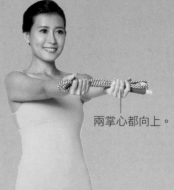

兩掌心都向上。

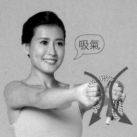

吸氣

POINT
兩掌心都向外，手背相對，拇指朝下。兩手間的繩子只需12～15公分。

1

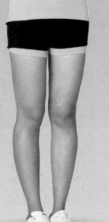

2

1 折繩 3 次前伸
雙腳併攏站立，將繩子對折3次，兩手握住繩子兩端拉平，向前平伸。

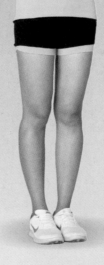

2 雙手反向
將身體拉直，雙手向內彎，使兩手掌心向外，吸氣。

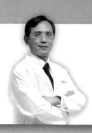

呂醫師這樣説：

透過反手拉繩子高舉，這個平常少做但簡單的動作，有助伸展手臂外側肌和肩頸筋肉，修飾線條纖長；同時活絡肩膀周圍的血液循環，消除肩痠背痛。如搭配踮腳尖，還可讓全身軸心更拉伸活絡！

3

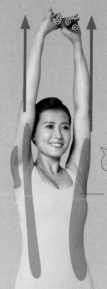

動作維持
10秒

吐氣

兩手要盡量伸長維持，感受肩胛骨、背部、腋窩、腹部一起被拉伸。

3 雙手高舉

吐氣，雙手向上抬，手高舉同時要感受肩胛骨、背部、腹部肌肉都連動拉伸。維持10秒後，再回到步驟2，重複練習。

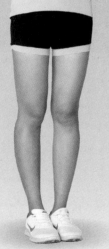

TIPS

雙手沒有打直

雙手高舉上抬，若沒有打直就運動不到手臂肌群，相對頸肩作用力也低，根本無效。

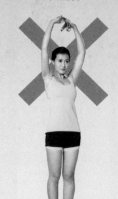

盤坐左右轉
鍛鍊上身肌肉，消後背贅肉

練習次數：左右轉交替10次；重複3回

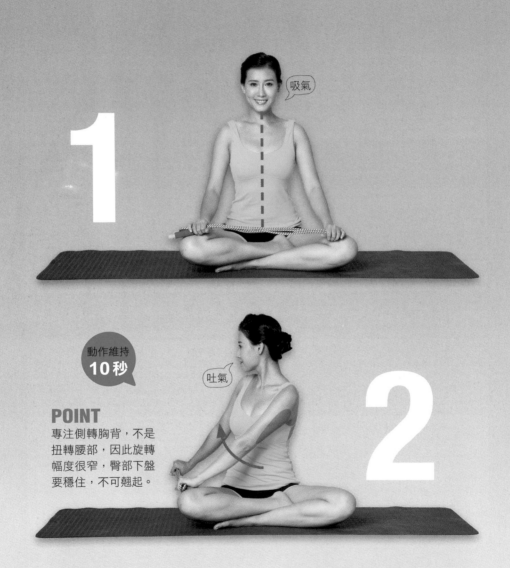

1　吸氣

2

動作維持 **10秒**

吐氣

POINT
專注側轉胸背，不是扭轉腰部，因此旋轉幅度很窄，臀部下盤要穩住，不可翹起。

1 握繩盤坐
雙腿交叉盤坐在軟墊上，將繩子對折2次放在腿上，握住繩子兩端，吸氣預備。

2 手胸左轉
慢慢吐氣，兩手帶動頭頸及胸背向左後方轉，腰臀不動，維持10秒。吸氣，回正。

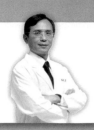

呂醫師這樣說：

這個轉體動作，是左右側轉胸背、肩胛骨以上肌肉群；意識放在胸背的拉動，盡量後轉維持，不是轉腰。可有效消除後背贅肉，並讓側身線條纖瘦、體寬變窄，讓你360度都是「立體美人」！

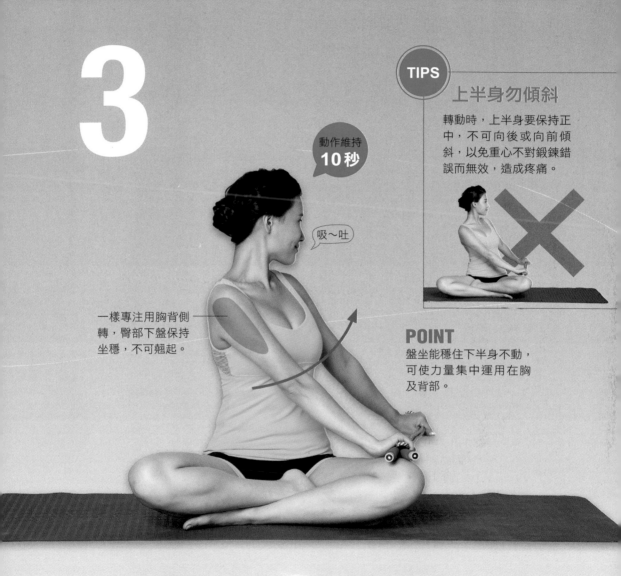

3

動作維持
10秒

吸～吐

一樣專注用胸背側轉，臀部下盤保持坐穩，不可翹起。

TIPS

上半身勿傾斜

轉動時，上半身要保持正中，不可向後或向前傾斜，以免重心不對鍛鍊錯誤而無效，造成疼痛。

POINT
盤坐能穩住下半身不動，可使力量集中運用在胸及背部。

3 手胸右轉
慢慢吐氣，兩手和胸背換轉向右後方伸展，維持10秒。吸氣，回正，左右交替轉動。

減重者最常問我的「跳繩運動」、「跳繩伸展操」問題

Q1

我跳繩跳 30 秒就喘到跳不下去！怎麼辦？

A： 通常容易喘的情形，大多發生在沒有做暖身運動的人身上，一開始跳繩速度太快，心臟調節尚未跟上，因此容易發生「喘不過氣」的情形。除了要漸漸將速度降緩外，同時**以口、鼻同時呼吸，並停止運動。**

而**調節喘氣的方式，最好將「雙腳微蹲，上身前傾」**，雙手扶住膝蓋，這動作是為了固定上身胸部呼吸相關的肌肉，讓負責呼吸的「肋間肌」處於較低位置，如此較容易去調整呼吸，讓處在緊張使用的「肋間肌」和「橫膈肌」解除一些壓力，能稍稍放鬆，如此呼吸就不會那麼難受了。

Q2

聽説跳繩腿會變粗？應該注意什麼？

A： 跳繩讓腿變粗的情況，這是因為運動會使肌肉用力，就會充血，出現血管擴張的正常現象，讓肌肉可以獲得更多能量和氧氣，因而感覺有變粗的錯覺。

事實上，先前提到在跳繩過程中，可以**用腳尖力量著地**，不僅能拉伸小腿「**腓腸肌**」，使腿型變修長；另一個關鍵就在「**跳繩後的伸展**」——運動後**腿部拉筋，是讓腿變纖細的絕佳時機**，效果比平時好上許多。此時多做臀腿伸展的動作（P78～89）能讓肌肉線條更修長、更好看，也減緩運動後的痠感和乳酸廢物堆積，避免越練越粗短。

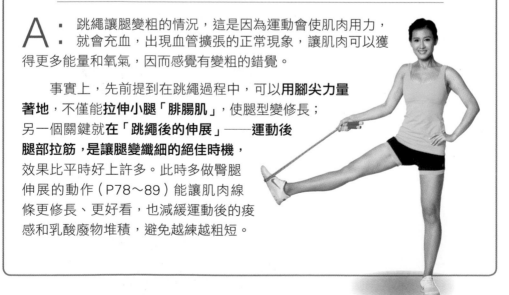

Q3

每天要跳多久，才能感受到瘦身效果？

A：先前提過，跳繩是「低耗時高耗能」的運動，也就是在短時間內就能達到最大的燃脂率，**約跳 10 分鐘就能消耗 300 大卡的熱量**。如果能持續每天跳 3 分鐘，一週就能減少 700 大卡。此外，**跳繩還能發揮「後燃效應」持續 6 小時燃燒熱量**。

在我自己和門診患者的實例上，減肥者透過「每週跳 3 天 3 分鐘的跳繩燃脂操」，1 週就能瘦 1～2 公斤，所以 2 週瘦 1 圈並不只是口號喔！

Q4

每次做完跳繩運動都會腿痠，這正常嗎？

A：會有這種情形，一方面是因為太久沒有運動，導致運動時產生過多乳酸堆積在肌肉；或是跳繩時跳躍過度，力道太大或是著地點不對造成筋肉負荷，於是感到痠痛。**此時可以選擇泡熱水、按摩或伸展來減緩不適**。

Q5

跳繩和做操時，要注意什麼避免受傷？

A：跳繩時，一定要特別注意是「**腳底前端著地，而非整個腳板**」，否則「重力加速度」會使膝蓋直接承載重量而受傷。此外，書中所教授的 8 種不同跳繩方法，可依照自己的能力逐漸練習加強，千萬不要急促躁進，也不要逕自加長跳的時間，以免造成傷害。

另外，利用跳繩當輔具做伸展操，最大的功能是在幫助身體定位，使動作更到位，因此**你可依照自己的手長調整繩子長短，可彈性伸展力道與距離，讓做操效果更加倍**。

Q6

以前很胖後來變瘦，靠跳繩能維持不復胖嗎？

A： 不管以前你的減肥方法為何，以前胖不胖，隨著年齡增長，代謝力衰退，肌耐力和肌肉量遞減，這就是「連喝水也會胖」的主因。即使維持體重數字一樣輕，但體脂肪量卻遠比肌肉多，逐漸成為局部肥胖、鬆垮老氣的走山老態。

經常跳繩，可以訓練肌肉協調感，增加肌肉量，並能減少體脂肪形成，是全身型、全年齡都適用的運動，**能幫助鬆弛的贅肉緊實，一生維持不復胖的「瘦體質」。**

Q7

跳繩後我感覺衣褲鬆了，但體重沒下降？

A： **恭喜你，你的身材已經慢慢在變瘦囉！**肌肉和脂肪的占比已經改變，因為肌肉重量是脂肪的4倍，但體積是脂肪的1/2，因此，當肌肉量增加，雖然體重沒下降還可能變重，但體型卻變瘦、變緊實，買衣服褲子就能換小1號囉！

跳繩是直接燃燒體脂肪的運動，一旦身體的瘦肉組織增加，便可提高「**基礎代謝率**」有助體脂肪消耗；就連睡覺時肌肉所消耗的熱量，都超過身體消耗量的25%。所以肌肉比例高的人，連睡覺都可以繼續偷偷瘦，也就不容易再變胖了！

Q8

人家說……跳繩應該用力跳越能甩油燃脂？

A： 跳繩應該是靠全身肌肉的協調、平衡狀態下彈跳，而不是用單一腿或是手的力量操作。只要身體輕微彈跳，都能感覺到肌肉在作用。**小心力道太重或速度太快，反而會使筋肉拉傷或失衡跌倒。**因為跳繩方法力道錯誤，最常直接衝擊受傷的，就是腳踝、膝蓋、髖骨發炎！

「**跳繩減肥**」緊瘦懶人包！

先跳繩再做伸展操，隨時隨地燃燒脂肪！

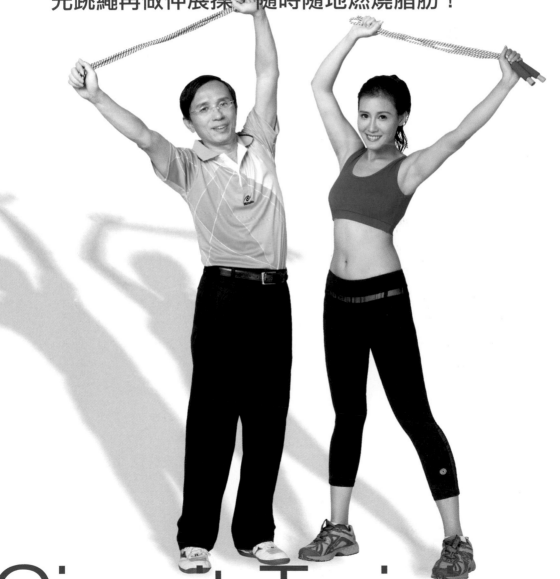

Circuit Training

SURPRISE!

呂醫師快瘦攻略！
跳繩間歇循環，2週瘦1圈！

由連續不同強弱動作組成，能健美全身
不同部位肌群！

「間歇循環訓練」（Interval - Circuit Training），是由一連串多種不同的強弱動作組成，能訓練到身體不同部分的肌群。

一般來說，我建議減重者可從**「每週3天做10分鐘」**的訓練入門（**選擇不連續的3天**）──**先做高強度的運動，再做低強度的伸展運動**。透過多個循環練習後，和單純的有氧運動或重量訓練比起來，這方法所燃燒的熱量相對多得多，而且耗費的時間更少。

很多人會懷疑，運動時間不是越久越好，強度越強越好嗎？先前已經提過，事實上運動時間太久，身體反而會處在一個高壓狀態，肌耐力尚未提升的狀態更容易發生受傷的情況；同時，一直處在過高的運動強度，使身體承載的負荷量太大，只是不斷勞損體內能量，身體很快就感到疲累，當下持續不久，日後也無法勤練。

每週3天「跳繩間歇循環訓練」，有感瘦1圈！

運動減肥，最終就是要提升新陳代謝，以達燃燒熱量的目的，而不是把自己累得半死卻毫無效用。

因此，我所研究的**「跳繩間歇循環訓練」，是讓你就算已經結束運動，仍能繼續消耗大量卡路里**──這是因為進行高強度跳繩運動時，體內的碳水化合物被氧化得到能量；接著，運動完之後的48小時內，身體為了讓系統回復正常，會復原被耗盡的碳水化合物、循環性荷爾蒙，使血液重新充氧，調整呼吸速率及心跳速度；此外，需要修復被破壞的肌肉組織，並建立新的肌肉，增加骨質密度。而上述動作，**都會燃燒卡路里，提高新陳代謝，因此達到減肥的效果**。

在我本人和我的門診實例證明，每週空出3天做10分鐘的「跳繩間歇循環訓練」，體重就能減輕1～3公斤，2週有感瘦1圈！

超彈性！
根據個人體能、時間，
啟動訓練計畫！

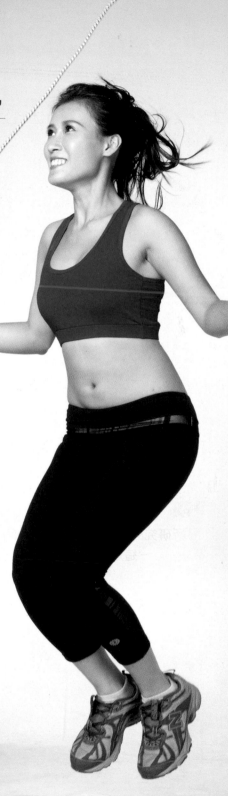

我知道很多朋友的生活都很忙碌，總有很多原因「忘記運動」，或因個人體能、時間不同，能運動的強度和時段也相異；事實上，也不是每個人都需要做相同動作，或是一樣的時間。

因此，我把這套「跳繩間歇循環訓練」做不同配套分為──**每週3天做10分鐘；每週2天做30分鐘；每週1天做1小時**，再配合不同的難度區別──基礎級、進階級設計而成，讓大家能更靈活運用這套「跳繩減肥操」。

1週3天的10分鐘懶人訓練！

Start

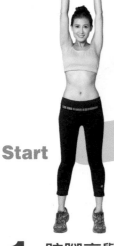

1 踮腳高舉手 P36

上下拉伸全身關節
每次 10秒 X5次

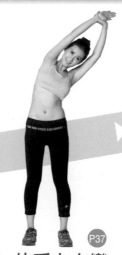

2 伸手左右彎 P37

左右拉伸手・肩・
背椎・腰椎
每次 10秒 X
左右交替 6次

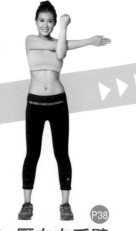

3 壓左右手臂 P38

向內拉伸肩關節
每次6秒 X
左右交替 10次

End

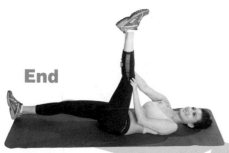

12 腿抬高推拉 P61

拉伸膝・
腿・臀部
維持 10秒 X
左右腿交替 3次

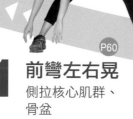

11 前彎左右晃 P60

側拉核心肌群、
骨盆
左右交替擺動
30秒

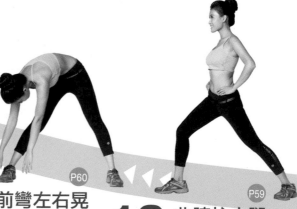

10 曲膝拉小腿 P59

放鬆小腿肌群，
修飾線條
每次 10秒 X
左右交替 3次

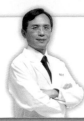

呂醫師這樣説：

所有跳繩間歇訓練，都含跳繩＋伸展操。首先「基礎篇」的做法是，利用每週不連續的3天做10分鐘跳動和伸展訓練，簡單的動作適用於任何人。如果有難以喘息、感覺不適，請務必停下休息。

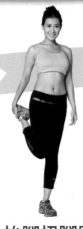

5 **定點雙腳跳** P42

燃燒全身脂

快速跳躍 X1分鐘

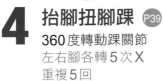

4 **抬腳扭腳踝** P39

360度轉動踝關節

左右腳各轉5次 X
重複5回

6 **手高舉側彎** P70

鍛鍊側腰線，消三層肉

每次10秒 X 左右交替3次

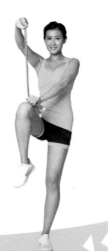

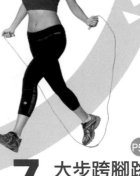

7 **大步跨腳跳** P50

提臀瘦大腿

邊跑邊跳 X1分鐘

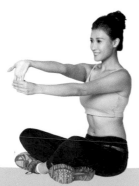

9 **拉折腕關節** P58

舒緩手腕關節

每次6秒 X
左右交替5次

8 **腳抬高碰膝** P84

消馬鞍部贅肉，
雕塑腿線條

每次10下 X 左右交替3次

1週3天的10分鐘懶人訓練！

Start

1 踮腳高舉手 P36
上下拉伸全身關節
每次10秒X5次

2 伸手左右彎 P37
左右拉伸手・肩・
背椎・腰椎
每次10秒X
左右交替6次

3 壓左右手臂 P38
向內拉伸肩關節
每次6秒X
左右交替10次

End

12 前彎左右晃 P60
側拉核心肌群、
骨盆
左右交替擺動
30秒

11 曲膝拉小腿 P59
放鬆小腿肌群，
修飾線條
每次10秒X
左右交替3次

10 拉折腕關節 P58
舒緩手腕關節
每次6秒X
左右交替5次

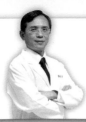

呂醫師這樣說：

本單元10分鐘懶人訓練「進階篇」，適合想加強訓練的人。因為動作稍微激烈，如果有高血壓、心血管疾病，或體重嚴重過重的人（BMI值大於35），我建議常做「基礎篇」即可，以免受傷。

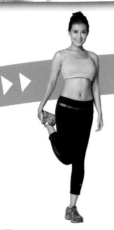

▶▶▶   ▶▶▶

5 定點雙腳跳 P42
燃燒全身脂
快速跳躍X1分鐘

4 抬腳扭腳踝 P39
360度轉動踝關節
左右腳各轉5次X
重複5回

6 前蹲側轉腰 P74
燃後腰脂肪，精雕S曲線
每次5秒X左右交替3次

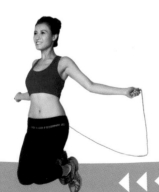

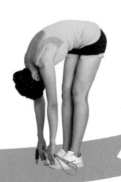

9 曲膝高跳躍 P46
立現馬甲肌
正常速度跳X
30秒

8 前彎手碰地 P102
練背腹肌群，
打造凹背線條
每次10下X重複3次

7 單腳交替跳 P48
消馬鞍部贅肉
單腳各跳60下

◀◀◀

基礎篇
1週2天的30分鐘速瘦訓練！

Start

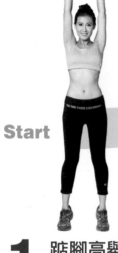

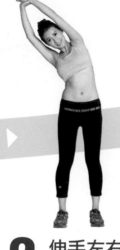

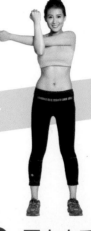

1 踮腳高舉手 P36
上下拉伸全身關節
每次10秒X5次

2 伸手左右彎 P37
左右拉伸手・肩・
背椎・腰椎
每次10秒X
左右交替6次

3 壓左右手臂 P38
向內拉伸肩關節
每次6秒X
左右交替10次

＊此回做2次

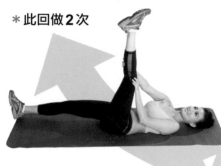

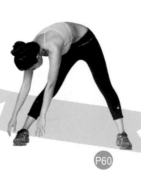

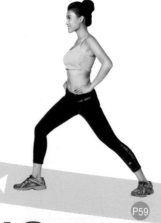

12 腿抬高推拉 P61
拉伸膝・腿・
臀部
維持10秒X
左右腿交替3次

11 前彎左右晃 P60
側拉核心肌群、
骨盆
左右交替擺動
30秒

10 曲膝拉小腿 P59
放鬆小腿肌群，
修飾線條
每次10秒X
左右交替3次

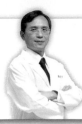

呂醫師這樣說：

近年來流行「週休運動族」，我的門診也出現很多這類病患。因此，我特別規劃一套適合1週做2天各30分鐘的跳繩速瘦訓練，讓大家能利用假日空檔運用。還可以拉著全家大小都一起做，加油！

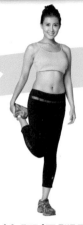

5 踮腳著地跳 P56
修長小腿肌
快速跳躍 X
3分鐘

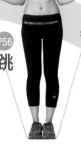

＊站立
休息 **30** 秒

4 抬腳扭腳踝 P39
360度轉動踝關節
左右腳各轉5次X
重複5回

6 交叉 **X** 腿跳 P52
塑大腿內側
用最快速跳X
1分鐘

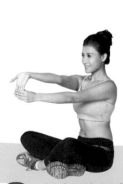

9 拉折腕關節 P58
舒緩手腕關節
每次6秒X
左右交替5次

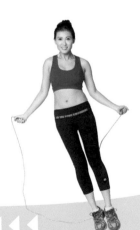

8 雙腳左右跳 P44
速瘦側腰肉
用最快速跳X
1分鐘

＊站立
休息 **30** 秒

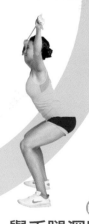

P82

7 舉手腿深蹲
鍛鍊臀大肌，
扁臀變翹臀
每次6秒X
重複10次

1週2天的30分鐘速瘦訓練！

Start ▶▶▶

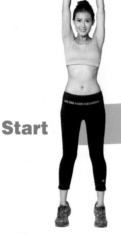

1 踮腳高舉手 P36
上下拉伸全身關節
每次10秒X5次

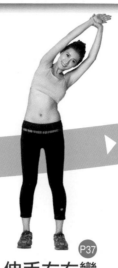

2 伸手左右彎 P37
左右拉伸手・肩・
背椎・腰椎
每次10秒X
左右交替6次

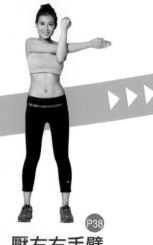

3 壓左右手臂 P38
向內拉伸肩關節
每次6秒X
左右交替10次

* 此回做2次

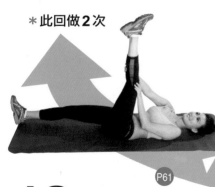

12 腿抬高推拉 P61
拉伸膝・腿・
臀部
維持10秒X左
右腿交替3次

11 前彎左右晃 P60
側拉核心肌群、
骨盆
左右交替擺動
30秒

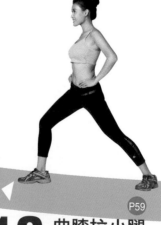

10 曲膝拉小腿 P59
放鬆小腿肌群，
修飾線條
每次10秒X
左右交替6次

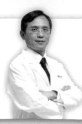

呂醫師這樣説：

講究效率、或有緊急瘦身需求的人，如當週要約會、面試、即將結婚，偏偏最近應酬多、不小心多吃，我建議可選擇進階版本，加強身體運動的強度，幫助消耗更多熱量。

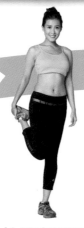

5 定點雙腳跳 P42
修長小腿肌
正常速度跳
X3分鐘

4 抬腳扭腳踝 P39
360度轉動踝關節
左右腳各轉5次X
重複5回

* 站立
休息30秒

6 三角形踢跳 P54
燃大腿脂肪
用最快速跳X
3分鐘

* 站立
休息30秒

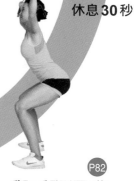

7 舉手腿深蹲 P82
鍛鍊臀大肌，
扁臀變翹臀
每次6秒X
重複10次

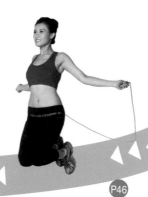

8 曲膝高跳躍 P46
立現馬甲肌
正常速度跳X
1分鐘

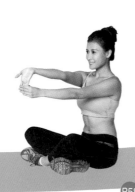

9 拉折腕關節 P58
舒緩手腕關節
每次6秒X
左右交替5次

1週1天的60分鐘增肌訓練！

Start

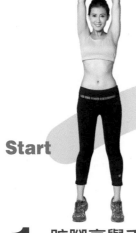

1 踮腳高舉手 P36
上下拉伸全身關節
每次10秒X5次

2 伸手左右彎 P37
左右拉伸手・肩・
背椎・腰椎
每次10秒X左右交替6次

3 壓左右手臂 P38
向內拉伸肩關節
每次6秒X
左右交替10次

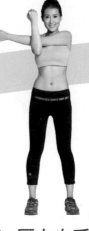

＊此回做3次

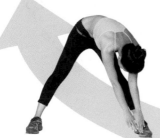

12 前彎左右晃 P60
側拉核心肌群、
骨盆
左右交替擺動
30秒
（續做收操動作
P56～P61）

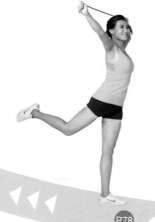

11 抬腿高飛躍 P78
緊實臀大肌，
立現微笑線
每次6秒X
左右交替10次

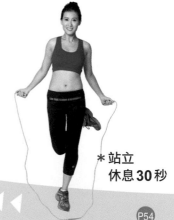

＊站立
休息30秒

10 三角形踢跳 P54
燃大腿脂肪
正常速度跳X
3分鐘

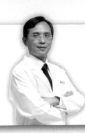

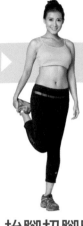

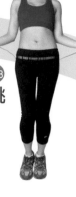

5 踮腳著地跳 P58
修長小腿肌
快速跳躍 X
3分鐘

* 站立
休息 30 秒

4 抬腳扭腳踝 P39
360度轉動踝關節
左右腳各轉5次 X
重複5回

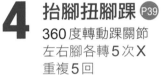

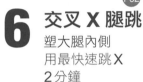

6 交叉 X 腿跳 P52
塑大腿內側
用最快速跳 X
2分鐘

* 站立
休息 30 秒

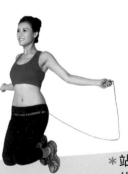

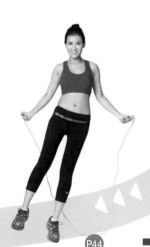

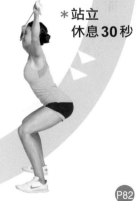

* 站立
休息 30 秒

9 曲膝高跳躍 P46
立現馬甲肌
用最快速跳 X
1分鐘

8 雙腳左右跳 P44
速瘦側腰肉
用最快速跳 X
1分鐘

7 舉手腿深蹲 P82
鍛鍊臀大肌，
扁臀變翹臀
每次6秒 X
重複10次

1週1天的60分鐘增肌訓練！

Start

1 踮腳高舉手 P36
上下拉伸全身關節
每次10秒X5次

2 伸手左右彎 P37
左右拉伸手・肩・
背椎・腰椎
每次10秒X
左右交替6次

3 壓左右手臂 P38
向內拉伸肩關節
每次6秒X
左右交替10次

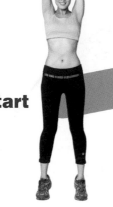

*此回做3次

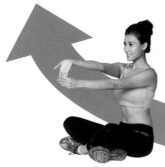

12 拉折腕關節 P58
舒緩手腕關節
每次6秒X
左右交替5次
（續做收操動作
P56～P61）

11 定點雙腳跳 P42
燃燒全身脂
用最快速跳X
3分鐘

*站立
休息30秒

10 側拉後轉腰 P72
緊實側腰，
纖瘦腰背肉
每次6秒X
左右交替各5次

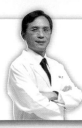

呂醫師這樣説：

講究效率、或有緊急瘦身需求的人，如當週要約會、面試、即將結婚，偏偏最近應酬多、不小心多吃，我建議可選擇進階版本，加強身體運動的強度，幫助消耗更多熱量。

5 曲膝高跳躍 P46

立現馬甲肌
最快速跳 X 1 分鐘

＊站立
休息 30 秒

4 抬腳扭腳踝 P39

360 度轉動踝關節
左右腳各轉 5 次 X
重複 5 回

6 單腳交替跳 P48

消馬鞍贅肉
快速單腳跳 X
左右交替各 1.5 分鐘

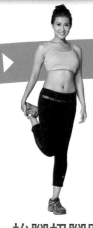

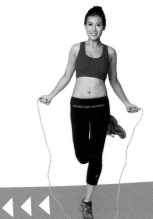

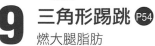

＊站立
休息 30 秒

9 三角形踢跳 P54

燃大腿脂肪
最快速跳 X
2 分鐘

8 舉手腿深蹲 P82

鍛鍊臀大肌，
扁臀變翹臀
每次 6 秒 X 重複 10 次

7 雙腳左右跳 P44

速瘦側腰肉
最快速跳 X
1 分鐘

＊站立
休息 30 秒

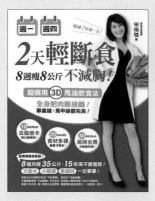
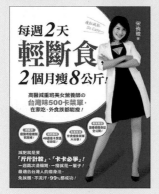
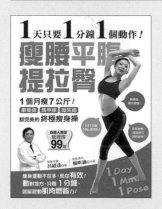
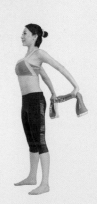